U0256123

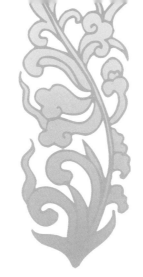

极简艾灸一本通

范长伟 编著

北京出版集团
北京出版社

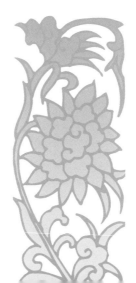

极　简　艾　灸　一　本　通

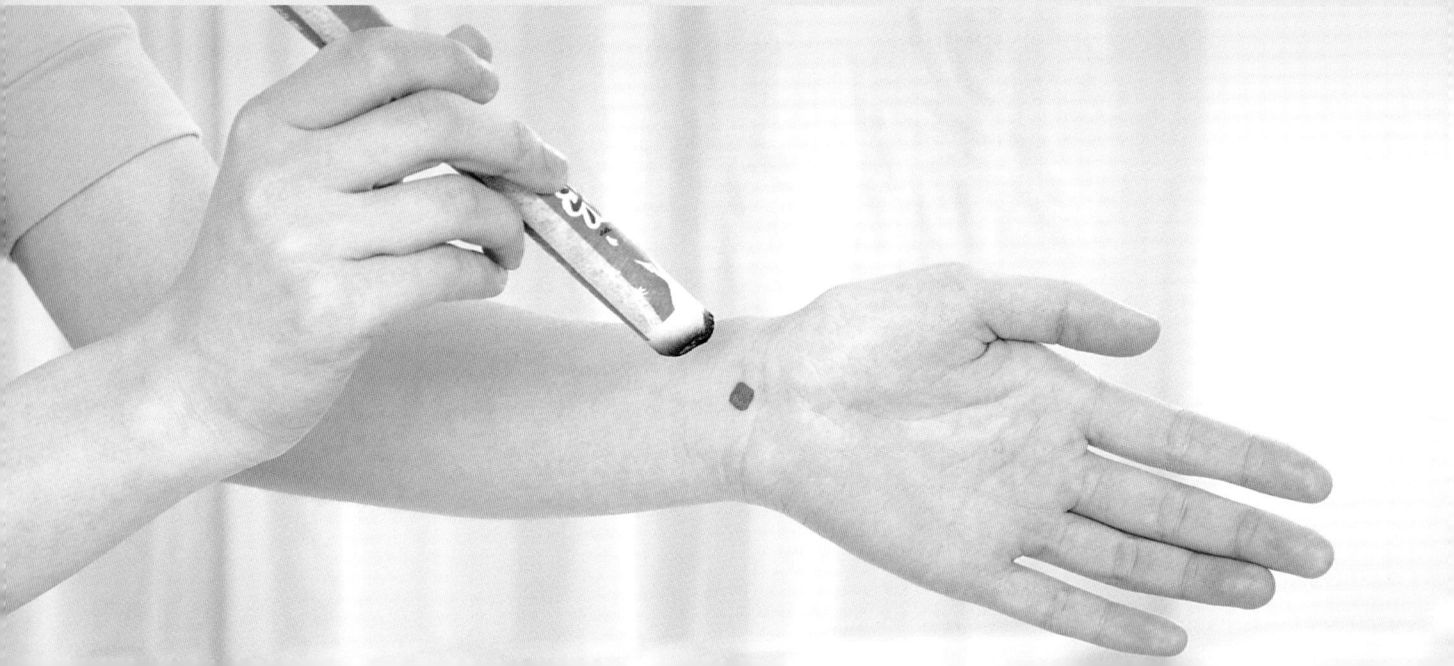

健康是人生的第一大财富，是人类永恒的追求。各种污染、紧张劳累的工作、不良生活习惯，给我们身心带来了或多或少的伤害。腰酸颈痛，睡眠质量低，成了现代人的通病。月经不调、手足冰凉、更年期提前，更是一些女性的常见症状。人们需要健康，更需要一种自然古朴、绿色无创、行之有效的调理保健方法。具有千年历史的中医疗法——艾灸，是人们进行健康调理的很好的选择之一。

艾灸，是我国传统医学的瑰宝，是中医最古老的医疗保健方法之一。艾灸这种疗法，操作简单易行，安全舒适而无痛苦，即使不懂医术穴位的人，也能够遵方按法施用，自古以来就深受广大人民群众的喜爱。在民间，艾灸被用于医疗保健，广为流传，至今还留有"家有三年艾，郎中不用来"的民间谚语。

艾灸，这种传统中医外治疗法，调理范围广，没有毒副作用，在施治中具有"一炷着肤疼痛即止，一次施灸沉疴立除"的神奇疗效。在保健养生中，更是受到历代医家、养生家的青睐。本书突出"极简"特色，介绍的艾灸保健治疗方法简便易行，且为读者朋友们提供了大量的真人实际操作演示图片，即使没有任何中医专业基础的读者，也能够一看就懂，一学就会，是一本初学者不可多得的入门必备书。

本书在上一版的基础上，增加了一些人们较关注的常见病的艾灸治疗方法，希望广大读者在预防疾病和治疗疾病的同时，更能体会到传统艾灸疗法带来的健康与快乐！

范长伟

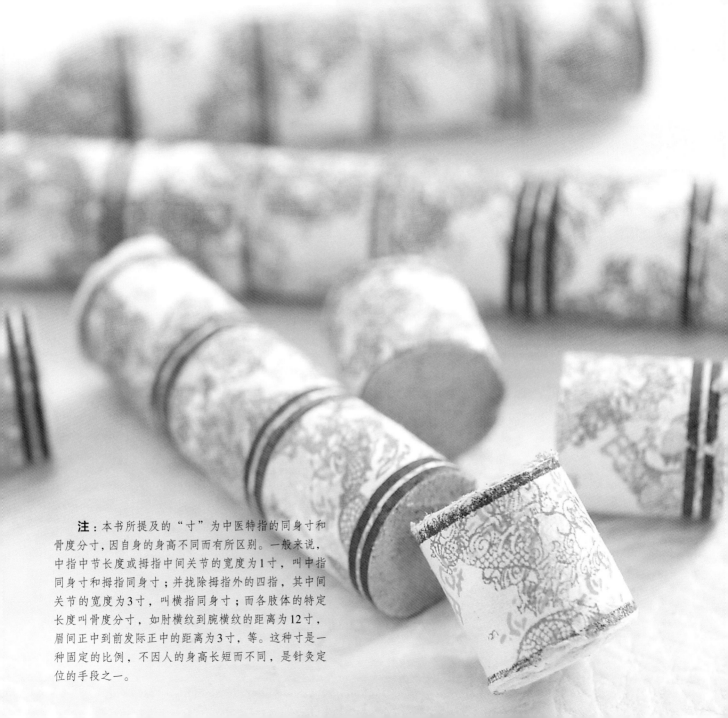

　　注：本书所提及的"寸"为中医特指的同身寸和骨度分寸，因自身的身高不同而有所区别。一般来说，中指中节长度或拇指中间关节的宽度为1寸，叫中指同身寸和拇指同身寸；并拢除拇指外的四指，其中间关节的宽度为3寸，叫横指同身寸；而各肢体的特定长度叫骨度分寸，如肘横纹到腕横纹的距离为12寸，眉间正中到前发际正中的距离为3寸，等。这种寸是一种固定的比例，不因人的身高长短而不同，是针灸定位的手段之一。

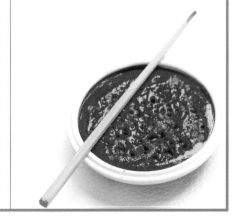

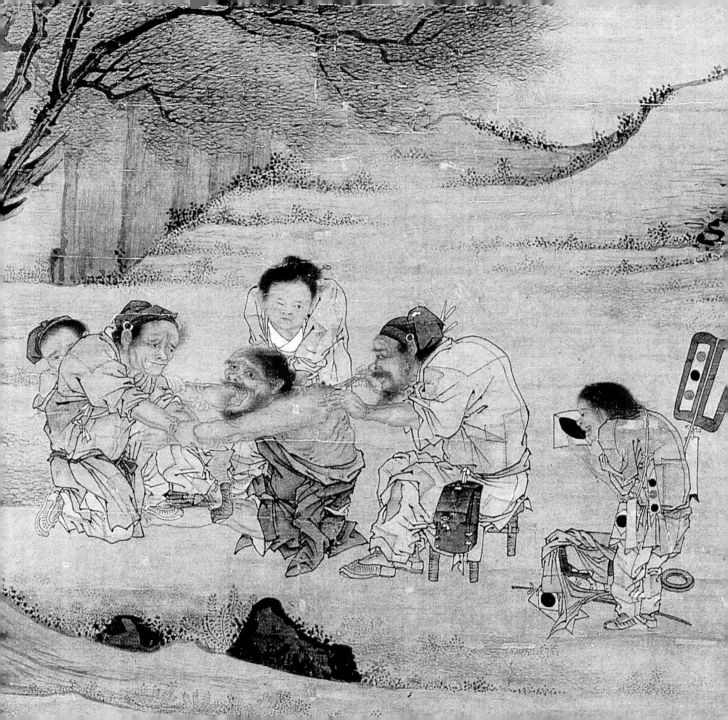

艾灸的基础知识

世界上恐怕没有哪一个国家能将一种草发展成千年的文化，也没有哪一个民族像中华民族那样用炽热的情怀来对待一种草。正是劳动人民的智慧让小小植物变身为造福众生、救民于疾苦的『百草之王』。就让我们一起走近这种神奇的植物——艾草。

村医图(部分)

李唐

立轴绢本淡设色　纵68.8厘米　横58.7厘米

中国台北故宫博物院藏

此图为一幅风俗人物画，描述走方郎中(村医)用艾灸为村民治病的情形。

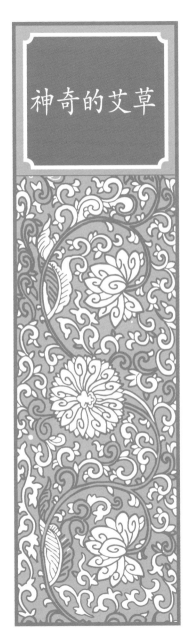

神奇的艾草

艾草，是艾灸疗法的主要施灸材料，是常见的菊科多年生草本植物，在我国大部分地区均能生长。

艾叶的药用历史

艾叶的药用历史悠久。在梁代本草学专著《名医别录》中记载："艾叶，微温、无毒，主灸百病，可作煎，止下痢、吐血、妇人漏血，利阳气，生肌肉，避风寒，使人有子。"《春秋外传》里也有"国君好艾，大夫知艾"的记载。由此可见，艾在古代就已经使用得非常普遍了。

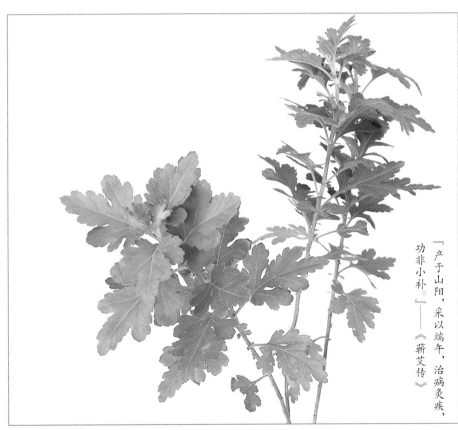

"产于山阳，采以端午，治病灸疾，功非小补。"——《蕲艾传》

艾叶的功效

传统

- 艾叶性温、味苦辛，归肝、脾、肾经，具有通经活络、温经止血、散寒止痛、生肌安胎、回阳救逆、养生保健的作用。

- 内服能治宫寒、行经腹痛、崩漏带下；外用则能灸治百病。

- 适用于阳虚寒胜或风寒湿邪所致的疾病。

- 《本草从新》中亦有记载："艾叶苦辛，生温熟热，纯阳之性，能回垂绝之元阳，通十二经，走三阴，理气血，逐寒湿，暖子宫……以之灸火，能透诸经而除百病。"

现代

- 艾叶中含有一种挥发油——艾叶油，它的主要成分为苦艾醇、苦艾酮，具有兴奋中枢神经的作用，这2种成分中含有钾类、鞣酸、氯化钾等，所以有解热、止血、镇痛的作用。

- 艾燃烧生成物的甲醇提取物，有清除自由基的作用，并且比未燃烧艾的甲醇提取物作用更强，可使施灸局部皮肤中过氧化脂质显著减少。艾燃烧生成物中的抗氧化物质，附着在穴位处皮肤上，通过灸热渗透进入体内而起作用。

- 艾在燃烧时挥发的艾叶油对体外的白色葡萄球菌、甲型链球菌、奈瑟菌、肺炎球菌有很好的抑制作用。

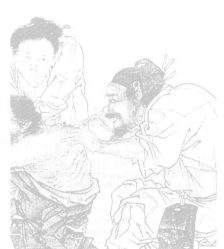

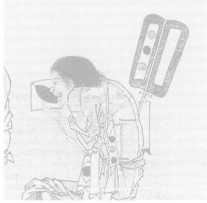

艾叶的
采集与制作

艾绒作为施灸的主要材料，其质量的好坏会直接影响治疗的效果。艾绒的优劣与艾叶的采集时间、品种、存放时间和制作工艺密切相关。

蕲艾与野艾

艾叶的品种主要有两种：一种为蕲艾；另一种为野艾。

蕲艾多产于江北，叶宽而厚，绒毛多，可以制出优质艾绒。李时珍在其著作中曾指出："（艾叶）自成化以来，则以蕲州者为胜，用充方物，天下重之，谓之蕲艾。"

野艾江南较多，绒质较硬，其艾香亦不如蕲艾，为劣质绒。

五月采艾

艾的采集有着严格的时间要求。每年阴历的5月中旬，是艾叶生长将成熟的时期，其叶新鲜肥厚，叶纤维已形成，此时采集的艾绒富有弹性，绒长而柔韧，是优良的艾绒。

艾绒的制作

艾绒的制作方法不一。一般是将采集的艾叶充分晒干后，放入石臼中，反复捣舂压碎，使之细碎如棉絮状，筛去灰尘、粗梗和杂质，就成了淡黄色、洁净柔软的纯艾绒。另有一秘制法，是将艾叶与一定比例的上等黄土，用水共同搅拌，搓成艾泥圆球，放于阴凉处自然风干，然后捣碎，用细筛反复过筛数十次，所制之艾"柔烂如棉"，即为上等精艾。此外，当年新采的艾与储存的陈艾也有区别，新艾施灸火烈有灼痛感，陈艾施灸火温柔和，灸感明显，疗效好。正如李时珍所指出的："凡用艾叶，须用陈久者。"所以施灸应选用陈年老艾，这也是历代医家所反复强调的。

目前，在各大药店均有制作好的艾条出售，可以根据艾绒的软硬、香味来判断品质和购买。

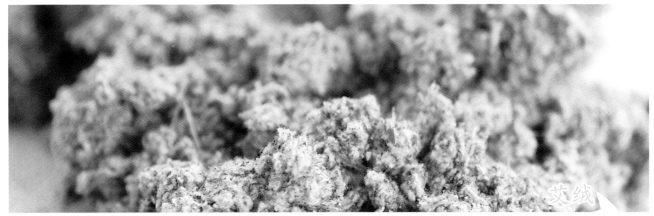

艾绒

　　艾条是把精挑细选的优质艾绒平铺在26厘米长、20厘米宽，质地柔软疏松而又坚韧的桑皮纸上，再将其卷成直径约1.5厘米的圆柱封口而成。为了增加艾条的功效，也有在制作过程中加入肉桂、干姜、丁香、椿、独活、细辛、白芷、雄黄、乳香、没药、川椒等药物，制成的艾条称为药条。

艾条

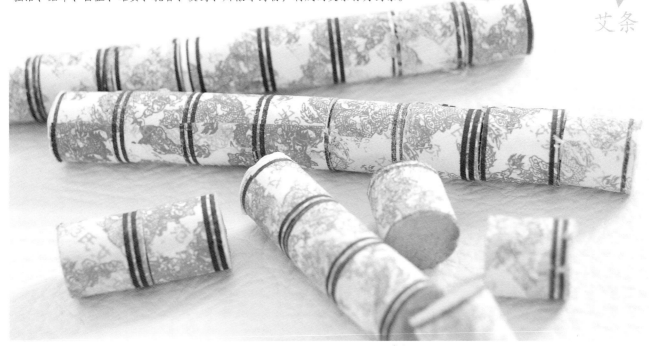

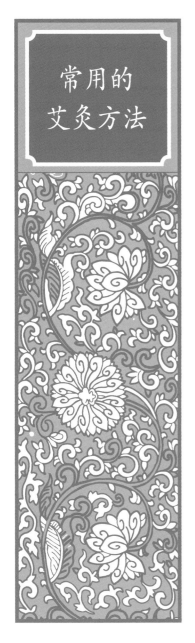

常用的艾灸方法

艾灸这门古老的医术，随着时代的变迁，其灸法的方式和种类也随着需求衍化出了很多种。经过历代医家丰富的经验积累，由古代单一的"艾炷"灸法，发展到艾条灸、艾饼灸、温灸、器灸，到现代的"电灸法"，各种灸法在使用和疗效上各有千秋。但在目前被广泛使用的仍然是艾条灸法和艾罐灸法两种。艾条灸也称为艾卷灸，是用绵纸将上等艾绒包紧裹好制成长圆筒状，将一端点燃后，对准所需穴位或局部进行熏灼的一种方法，在临床上被大量使用。这种艾条可分为清艾条和加入药物制成的药艾条。

艾罐灸

艾罐灸是使用特殊灸器的一种灸法。用灸器施灸在我国已有悠久的历史。《外科图说》绘有灸板和灸罩图，还记载了银制灸器和叶圭提出的面碗灸器，这就是古代专用的灸器。现代的艾罐底部有数十个小孔，内有一小筒也有十多个小孔，放置特制艾粒，点燃后将艾罐置于应灸的穴位上，可以使艾火燃烧的热力传达到皮肤，逐渐透入内部，可以调气和血，温中散寒。艾罐灸的特点为操作简单，使用灵活，烟气小，可同时多穴位施灸，如施于妇女、小儿以及恐惧针灸者，最为适宜。

艾条灸

艾条灸的操作手法可分为3类。

● 温和灸

将点燃的艾条对准施灸部位，距离皮肤3~5厘米进行熏灸，固定不要移动，使患者局部有温热感，灸至皮肤有红晕为度。

● 雀啄灸

将点燃的艾条一端对准施灸部位，好似麻雀啄食一样，以一上一下、一起一落的方式施灸，火头与皮肤的距离应保持在2~3厘米，灸至皮肤有红晕为度。灸时应注意艾灰的掉落，避免烫伤皮肤。

● 回旋灸

将点燃的艾条一端对准施灸部位，距离皮肤3厘米，平行往复左右方向或反复旋转施灸，使皮肤有温热感而不致灼痛，灸至皮肤有红晕为度。

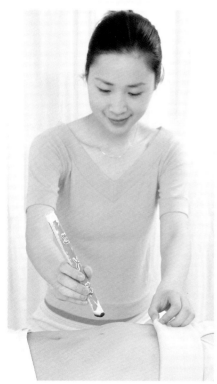 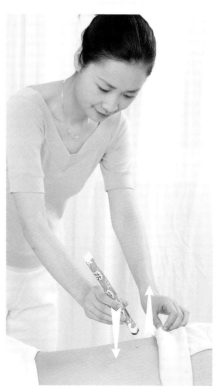 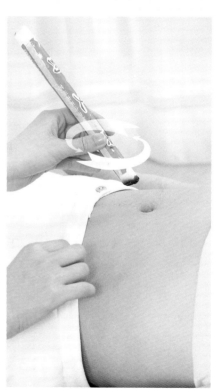

老中医按语：艾条灸法使用简便，艾火柔和，不会灼伤皮肤。不足之处是烟气大，容易落灰，不能同时多穴施灸。

艾灸的注意事项

家庭自我艾灸，需要注意五大事项

第一，艾灸的禁忌。不宜在过饥、过饱、酒醉、大恐、大怒、大渴时施灸，妇女经期时亦不宜施灸。

第二，疾病的禁忌。灸疗虽然适用范围广泛，但对于一些热性病，阴虚阳亢(五心烦热、面红耳赤)以及邪热内积的人不宜施灸。

第三，防止晕灸。晕灸虽属罕见，但亦应注意。在施灸中若突然出现头晕、眼花、恶心、心慌出汗、颜面苍白等症状，是为晕灸，应立即停止施灸，开窗通风。

第四，扑除艾灰。艾绒易燃，在施完艾条灸后，一定要将火熄灭，避免发生火灾。艾灰积压过多时，则需离开人体吹去，避免因火灰掉落而灼伤皮肤或衣物。艾罐灸则只需每次施完灸后，把艾灰倒掉就可以。

第五，灸后的调养。施灸一般无任何不适之感，但也有少数人会出现疲倦、口干、全身不适等感觉，一般不需处理，继续施灸多能消失。

施灸后要注意调养，要情绪乐观，心情愉快，静心调养，戒色欲，勿过度疲劳，宜食清淡而有营养的食品。

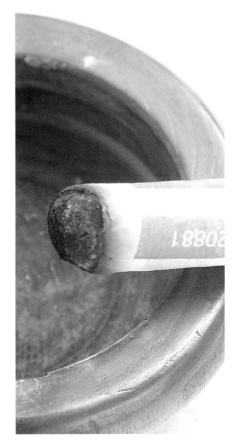

可以选用一个适合的容器装满清水，把艾条浸入水中熄灭，安全卫生。浸灭后的艾条可放在通风处阴干，不影响再次使用。

灸花小常识

灸疮，又叫灸花，是指艾灸熏灼穴位局部后，该处皮肤起水疱后所致的无菌性化脓状态，并依赖其损伤的形成及程度，起到调理和养生作用的一种方法。古代医家把灸花这种现象称为"开门驱邪"，并认为灸疮的起发与否是灸花成败的关键，只有灸疮起发才能发挥其调理和养生的功效。正如《小品方》所说："灸得脓坏，风寒乃出，不坏则病不除也。"《太平圣惠方》也讲："灸炷虽然数足，得疮发脓坏，所患即瘥（瘥，病愈的意思）；如不得疮发脓坏，其疾不愈。"《针灸易学》甚至强调："灸疮必发，去病如把抓。"经过大量的临床实践与现代的实验研究，证实灸疮发否与疗效有着密切的关系。灸花对于调理和保健的效果是其他疗法无法比拟的，因此现在仍有较高的应用价值。

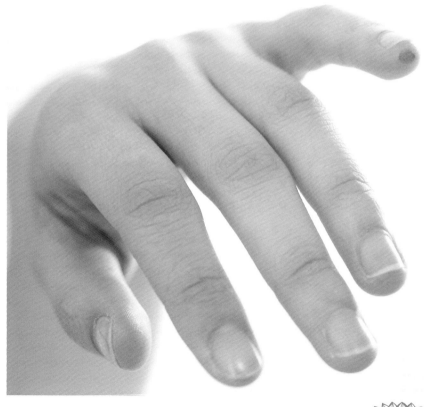

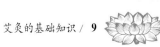

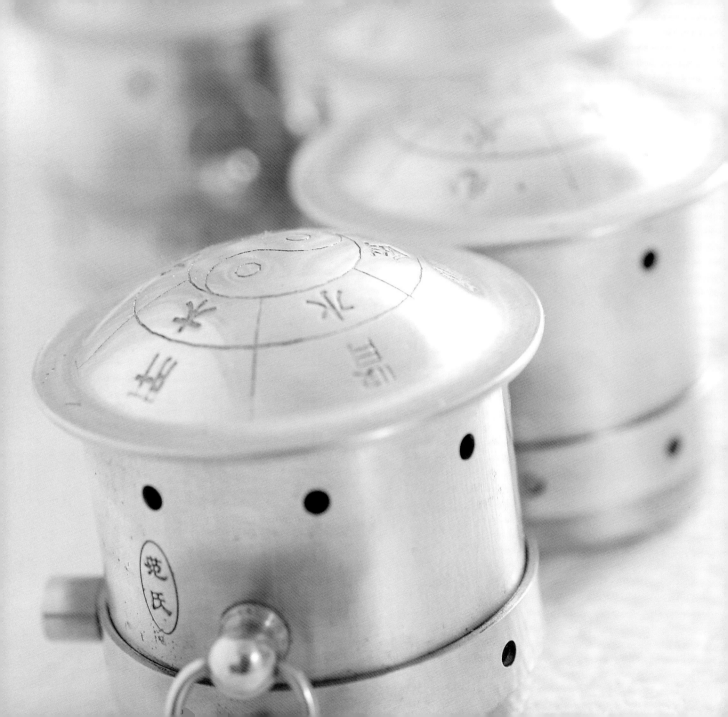

四穴养生灸法

艾灸不仅可以治疗常见疾病，更是养生抗衰老的好方法。你不需要被繁复的穴位所困扰，只要记住人体四大养生要穴——关元穴、命门穴、足三里穴、中脘穴，通过艾灸即可温补脾胃，补益肾气，提高人体免疫力，促进身体健康，预防早衰。

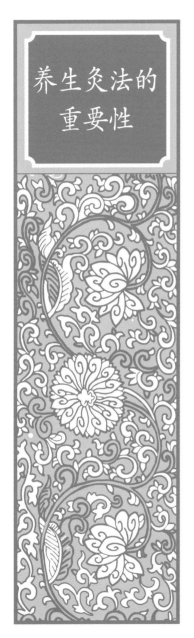

养生灸法的重要性

艾灸具有增强体质、延缓衰老、延年益寿的功效，作为养生保健的一种有效方法，在我国医疗保健史上发挥了重要的作用。唐代艾灸保健之法更加盛行，唐代的高寿之人也比较多。孙思邈是唐代享有盛名的长寿医生，他所著的《千金要方》中记载着："宦游吴蜀，体上常引三两处灸疮，则瘴疠瘟疟不能着人。"宋代的太医窦材在其所著的《扁鹊心书》中指出："人于无病时，常灸……虽未得长生，亦可保百余年寿矣。"古人还有每月必有十日灸足三里穴，寿至二百余岁。至今还有"人若安，气海、三里常不干"的谚语。以上这些记载说明了灸法保健在我国已有悠久的历史，也更说明了艾灸对人体治疗疾病和保健的重要性。

四穴养生灸法，经过笔者大量的临床验证，能够增强人体的防御和免疫功能，对循环、消化、生殖、内分泌、神经系统都有很好的促进和调整作用。四穴养生灸法简单易行，舒适安全，适合家庭操作。坚持常年施灸，可以养生保健、延年益寿。

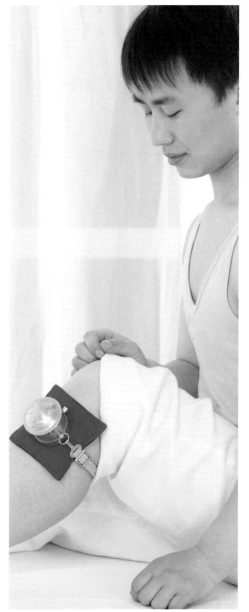

正气是生命之根。凡养生者都应以扶养正气为根本。人体的疾病发生与早衰，其根本原因就在于人体内"正气"的虚损。传统中医认为，"气"是脏腑与经络等器官进行活动的精微物质，对人体生命具有推动和温煦的作用，是生命之源。正气足者，就能保持阴阳平衡，从而提高人体的免疫、卫外、调节、代谢四大功能。所以"扶养正气"是延年益寿养生的根本法则。

"四穴养生灸法"就是通过艾灸人体四大养生要穴——关元穴、命门穴、中脘穴、足三里穴来温补脾肾，补益肾气，促进脾胃运化功能的功效，使正气自然不绝，脾土自然肥沃，肾水自然充盈。土沃、水盈、气足便能生长万物，润养五脏六腑，四肢百骸，人便自然健康长寿。

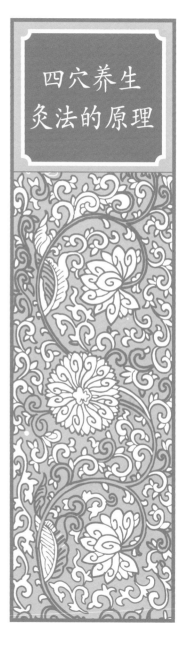

四穴养生灸法的原理

养正气贵在养脾肾

肾	脾胃
主骨而藏先天之精，是生命能量的"蓄电池"。《黄帝内经》中记载人的生、长、壮、老、死的自然规律都与肾中精气的盛衰息息相关，从而指出了衰老、生病的根本原因在于肾气虚弱。所以《图书编·肾脏说》中云："人之有肾，犹树之有根也。"	主运化水谷之气，为后天之本，是生命动力的"发电机"。生命的持续、气血精液的生化，都有赖于脾胃运化的功能。在《脾胃论·脾胃盛衰论》中也说道："百病皆由脾胃衰而生。"所以脾胃是生命活动"电力"的来源。

　　脾胃运化水谷的功能需借助肾中阳气的温煦和推动作用，而肾中藏的精气，亦有赖于脾胃所化水谷之气，才能不断充盈储藏，如同发电机运转需要蓄电池所储蓄的电力才能工作。而蓄电池的电力亦来源于发电机，脾与肾的正常运转，才能互资互助，相互促进，使"电力"源源不断地输布全身，令正气充足。

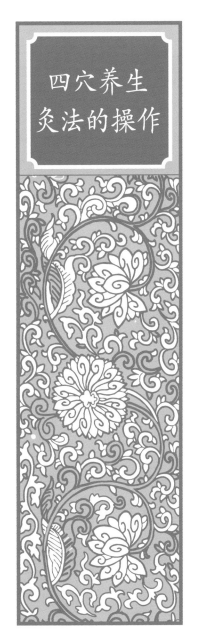

四穴养生
灸法的操作

四穴养生灸法最适合自我养生保健。春夏每周1~2次，秋冬每周2~3次。若能持之以恒，便可以延缓衰老，延年益寿。

◆◇ 关元穴

穴位简介：又名丹田，是任脉之穴。

位置：在下腹部，脐中下3寸，前正中线上。

功能：为一身元气所在，为生化之源，男子藏精、女子藏血之处，具有通调冲任、调理气血、补肾固精、回阳固脱的功效，能调治诸虚百损及泌尿生殖系统各种病症。

保健灸法：艾条灸10~15分钟，艾罐灸20~30分钟。

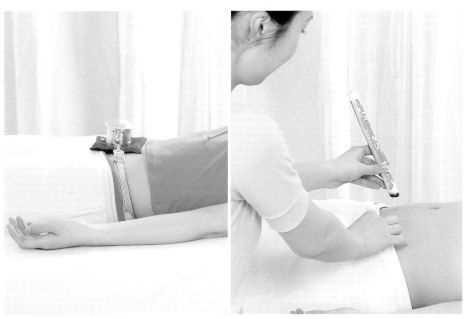

老中医按语：关元穴为养生保健强壮要穴，长期施灸可以使人元气充足，延年益寿。

◆◇ 命门穴

穴位简介：一名精宫，督脉之穴。

位置：在脊柱区，第二腰椎棘突下凹陷中，后正中线上。

功能：命门者，诸精神之舍也。男子以藏精，女子以系胞；其气与肾通，是生命的根本，是维护生命的门户，故称命门。

保健灸法：艾条灸10~15分钟，艾罐灸20~30分钟。

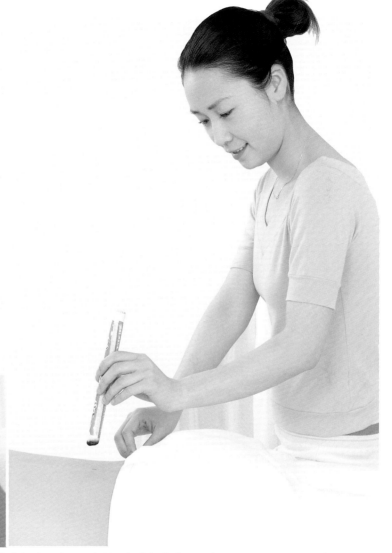

老中医按语：命门穴是人生命力的中心，为元气所住宿之处，有可以发挥人与生俱有的体力并加以强化的功能，具有补肾壮阳之功，为保健强壮要穴。

 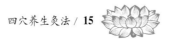

◆◇ 足三里穴

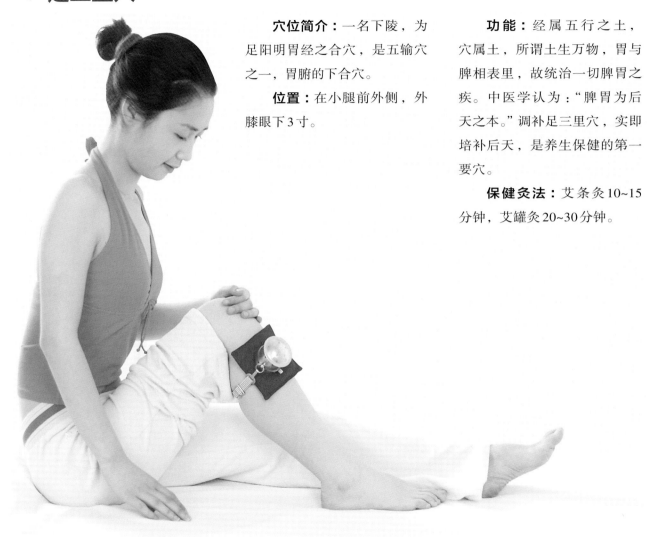

穴位简介：一名下陵，为足阳明胃经之合穴，是五输穴之一，胃腑的下合穴。

位置：在小腿前外侧，外膝眼下3寸。

功能：经属五行之土，穴属土，所谓土生万物，胃与脾相表里，故统治一切脾胃之疾。中医学认为："脾胃为后天之本。"调补足三里穴，实即培补后天，是养生保健的第一要穴。

保健灸法：艾条灸10~15分钟，艾罐灸20~30分钟。

老中医按语：灸足三里穴养生保健，我国古代有很多记载，如提出无病之人，常灸足三里穴可以延年益寿，故称为长寿之灸。本穴具有补益脾胃、扶正培元、调和气血、驱邪防病的功效。

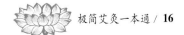

◆◇ 中脘穴

穴位简介： 一名太仓，为手太阳、手少阳、足阳明之所生，任脉之交会穴。

位置： 在上腹部，脐中上4寸，前正中线上。

功能： 六腑与五脏互为表里，胃为五脏六腑之海，故云："得胃气者生，失胃气者死。" 凡病者首应调和胃气，胃气调和则谷气生，这是说明人赖百谷以养其身，故为养生保健要穴。

保健灸法： 艾条灸10~15分钟，艾罐灸20~30分钟。

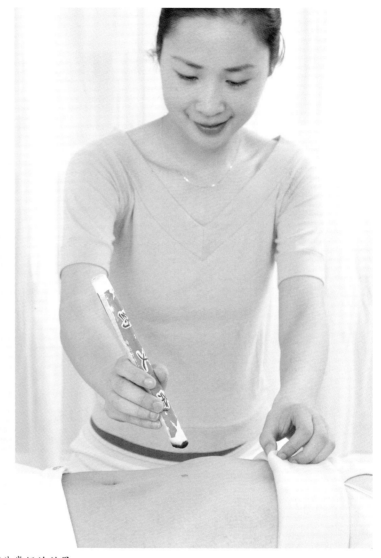

老中医按语：灸中脘穴对胃部疾病几乎全部症状均有非常好的效果。

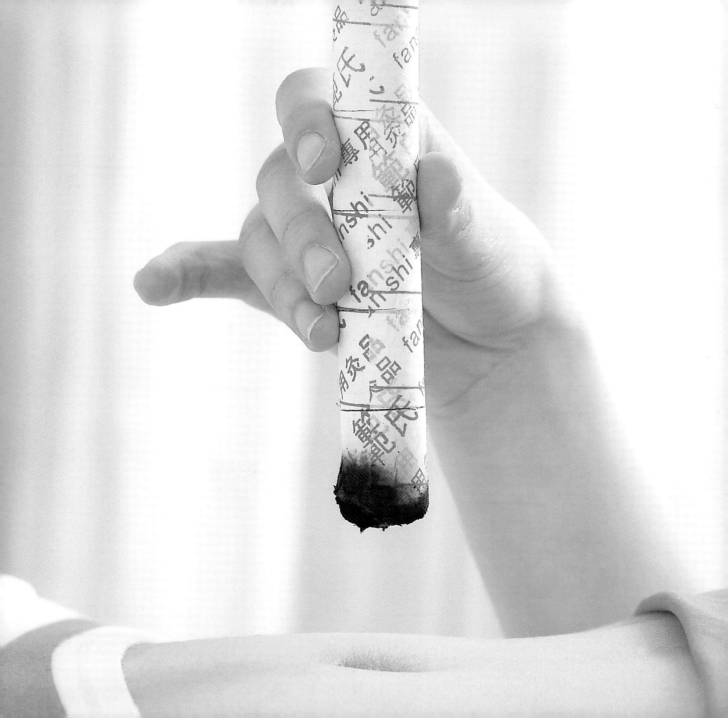

家庭常见病灸法

用艾草慢慢温暖穴位，随着艾绒的清香散发出来，身体的自愈能力也在慢慢启动。不需要太多步骤和专门的时间，看电视的同时即可进行保健治疗，简单便捷。你准备好了吗？

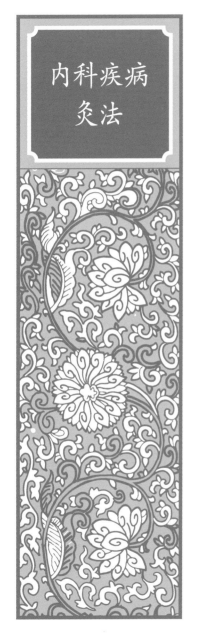

内科疾病灸法

◆◇ 感冒

感冒，是外感风邪为主的四时不正之气，或间夹时疫之气所引起的一种外感性疾病，一年四季都能发生，尤其在秋末、春初，气候变化无常，更容易得病。

开始鼻子不通气、流鼻涕、打喷嚏、流眼泪、喉咙干痛、发热怕冷、全身酸软疼痛，严重时会咳嗽得厉害，引起声音嘶哑，一般一周左右就会自行好转。

自我诊断

家人灸疗穴位

穴位名称	位置	主治	灸法
大椎穴	在脊柱区，第七颈椎棘突下四陷中，后正中线上。	热病、疟疾、咳嗽、气喘、贫血。《素问·骨空论》云："灸寒热之法，先灸大椎，以年为壮数。"	艾条灸5~15分钟，艾罐灸20~30分钟。
风池穴	在颈后区，后头骨下两条大筋外缘陷窝中，与耳垂齐平处。	感冒多汗、鼻炎、耳鸣。《胜玉歌》说："头风头痛灸风池。"	艾条灸3~7分钟，艾罐灸10~15分钟。
风门穴	在脊柱区，第二胸椎棘突下，后正中线旁开1.5寸。	热病、咳嗽、项强、腰肩痛。《玉龙歌》曰："腠理不密咳嗽频，鼻流清涕气昏沉，须知喷嚏风门穴，咳嗽宜加艾火深。"	艾条灸3~5分钟，艾罐灸20~30分钟。
奇穴椎顶穴	在后正中线上，第六颈椎棘突下缘。	感冒、疟疾、肺结核、咳嗽。	艾条灸3~7分钟，艾罐灸10~15分钟。

自我灸疗穴位

合谷穴

在手背，第二掌骨桡侧①的中点处。

主治：头痛、鼻衄、鼻炎、热病无汗、多汗、咳嗽、咽喉肿痛。

灸法：艾条灸3~7分钟。

特效反射区

小腿外侧，胫骨前缘向后方一横指，在足三里穴（见P25）下四横指之间的条状区域。

主治：感冒及消化系统疾病。

灸法：艾条灸10~15分钟。

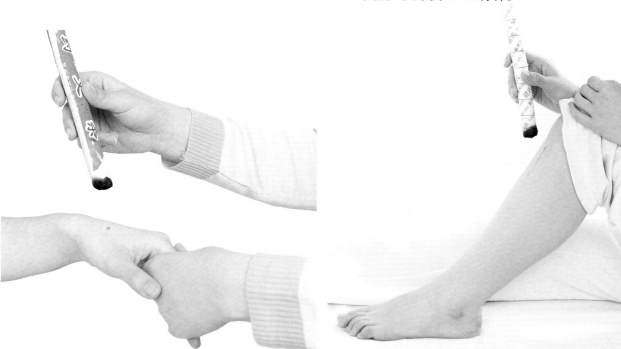

老中医按语：感冒初起应及时施灸，灸至身热汗微出为妙。应多饮开水，宜食清淡，注意休息。

注①：两手自然垂直，掌心向前，远离身体的是桡侧，靠近身体的是尺侧。

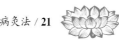

◆◇ 咳嗽

咳嗽，为呼吸系统常见病症，有声无痰的为咳，有痰无声的为嗽，一般多痰声并见，故称为咳嗽。常与吐痰、闷气、喉痒、胸痛等症状同时出现。

自我诊断

主要以咳嗽为主，但应及时排除肺痨、肺痈、哮喘等肺部疾病而引起的咳嗽。

自我灸疗穴位

特效反射区

位于手掌面第二、第三基节指骨和第二、第三掌骨的交界处。

主治：咳嗽、慢性支气管炎、哮喘、肺气肿等。

灸法：艾条灸3~7分钟。

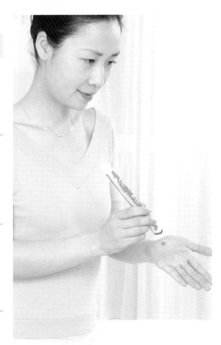

家人灸疗穴位

穴位名称	位置	主治	灸法
膻中穴	在胸部，横平第四肋间隙，前正中线上。	咳嗽、气喘、胸胁痛。《千金要方》道："上气咳逆，灸膻中五十壮。"	艾条灸3~7分钟，艾罐灸20~30分钟。
肺俞穴	在脊柱区，第三胸椎棘突下，后正中线旁开1.5寸。	咳嗽、气喘、咳血、肺痨。《灸法秘传》称："咳嗽见血者，灸肺俞或灸行间。"	艾条灸5~15分钟，艾罐灸20~30分钟。
膏肓穴	在脊柱区，第四胸椎棘突下，后正中线旁开3寸。	肺痨、咳嗽、气喘、盗汗、神经衰弱。《针灸资生经》说："久咳嗽宜先灸膏肓，次灸肺俞。"	艾条灸7~15分钟，艾罐灸20~30分钟。
奇穴赤穴	位于胸部，在胸骨柄正中点，旁开1寸处。	喘息、咳嗽、胸膜炎等。	艾条灸3~7分钟，艾罐灸10~15分钟。

列缺穴

在前臂，腕掌侧远端横纹上1.5寸。

主治：偏头疼、咳嗽、咳血、气喘、咽喉肿痛。《玉龙歌》曰："寒痰咳嗽更兼风、列缺二穴最可攻，先把太渊一穴泻，多加艾火即收功。"

灸法：艾条灸3~7分钟。

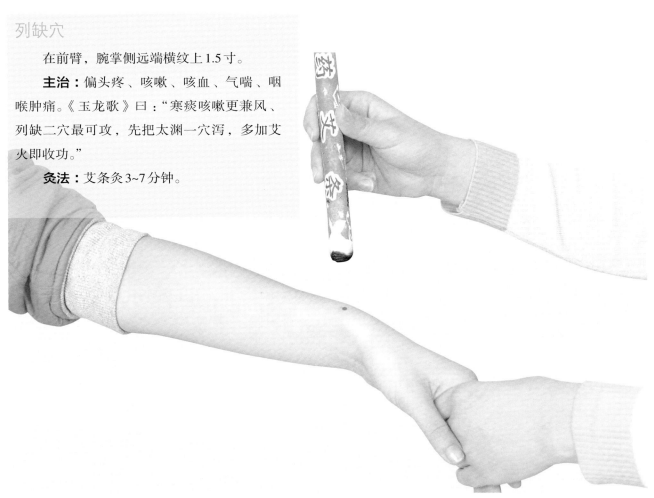

老中医按语：咳嗽的原因不离外感和内伤，外感之咳嗽由于客邪外侵，肺气被束而不宣；内伤之咳嗽大都为阴虚于下，肺燥于上，或是脾阳不运，生湿生痰而发。本病灸疗应以列缺穴为主穴，平常生活应随节气变化增减衣物，防止感冒，饮食宜清淡，少肥甘厚腻之物。

◆◇ 哮喘

哮喘，哮是一种发作性气喘疾患，发作时喉中哮鸣有声，喘是以呼吸困难，甚至张口抬肩，鼻翼扇动，不能平卧为其特征。哮喘本属两虚，二者发作时近似，所以统称为哮喘。本节只论治阳虚寒盛的"冷喘"。

自我诊断

咳逆气促，咳痰清稀或泡沫状，色白，肢冷形寒，遇寒而发。

自我灸疗穴位

特效反射区

在手掌面第二、第三基节指骨和第二、第三掌骨的交界处。

主治：咳嗽、慢性支气管炎、哮喘、肺气肿等。

灸法：艾条灸5~10分钟。

家人灸疗穴位

穴位名称	位置	主治	灸法
膻中穴	在胸部，横平第四肋间隙，前正中线上。	咳嗽、气喘、胸胁痛。《玉龙歌》曰："哮喘之症最难当，夜间不睡气遑遑，天突妙穴宜寻得，膻中着艾便安康。"	艾条灸3~7分钟，艾罐灸10~20分钟。
天突穴	在颈前区，胸骨上窝中央，前正中线上。	咳嗽、哮喘、咽喉肿痛。《神农本草经》道："天突治气喘咳嗽，可灸七壮。"	艾条灸3~7分钟。
肺俞穴	在脊柱区，第三胸椎棘突下，后正中线旁开1.5寸。	咳嗽、气喘、咳血、肺痨。《圣济总录》说："上气咳逆短气，胸满多唾冷痰，灸肺俞五十壮。"	艾条灸5~15分钟，艾罐灸20~30分钟。
奇穴气喘穴	位于背部正中线，旁开2寸，与第七胸椎棘突平高处。	哮喘、支气管炎、胸膜炎。	艾条灸3~7分钟，艾罐灸15~20分钟。

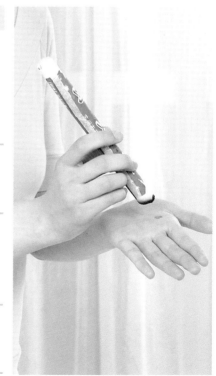

足三里穴

在小腿前外侧，外膝眼下3寸。

主治：虚劳羸瘦。《席弘赋》云："虚喘需寻足三里。"

灸法：艾条灸5~15分钟，艾罐灸30~40分钟。

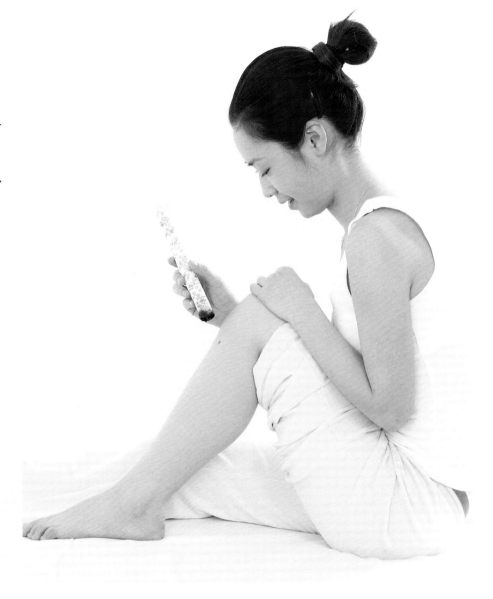

老中医按语：冷喘在灸治期间应注意保暖，防受风寒，戒烟酒，忌食刺激性食品。

◆◇ 牙痛

牙痛是口腔疾病和日常生活中最为常见的疾症之一。较常见的牙髓炎、牙周病、外伤性牙痛、三叉神经痛，以及口腔颌面部肿瘤、炎症等均可引起牙痛。

自我诊断

牙痛剧烈，并伴有口臭、口渴、便秘等症，属胃火牙痛；若牙痛时隐时现，口不臭，属肾虚牙痛；若牙齿中有孔，或全部脱落仅留牙根，属龋齿牙痛。

自我灸疗穴位

合谷穴

在手背，第二掌骨桡侧的中点处。

主治：头痛、鼻衄、鼻炎、热病无汗、咳嗽、牙痛、咽喉肿痛。

灸法：艾条灸10~15分钟。

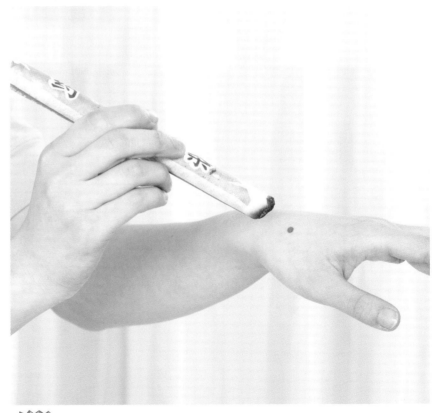

三间穴

在手指，第二掌指关节桡侧近端凹陷中。

主治：目痛、牙痛、咽喉肿痛、身热、手背肿痛。

灸法：艾条灸10~15分钟。

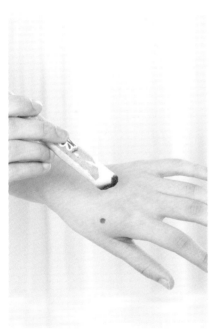

内庭穴

在足背，第二、第三趾间，趾蹼缘后方赤白肉际处①。

主治：牙痛、咽喉肿痛、腹痛、腹胀、便秘、腹泻、足背肿痛。

灸法：艾条灸10~15分钟。

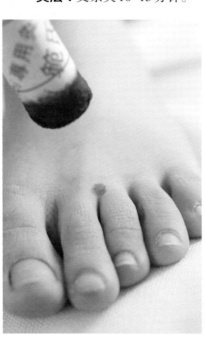

太溪穴

在踝区，内踝尖与跟腱之间的凹陷中。

主治：头痛、耳鸣、牙痛、足跟痛、腰痛、遗精、月经不调、不孕、失眠。

灸法：艾条灸10~15分钟。

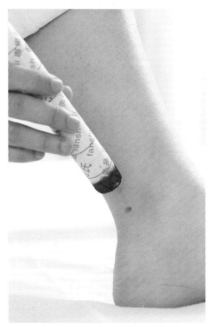

老中医按语：施灸合谷、三间、内庭、太溪等穴时，最好是左病右取、右病左取，在其病变部位对侧的穴位进行灸治，这样效果更好。

注①：赤白肉际处指手足掌面与背面的交界处。

◆◇ 扁桃体炎

扁桃体炎是儿童和青少年的常见病。急性扁桃体炎，以咽喉疼痛为主，并可伴有畏寒、发热、头痛等其他不适。中医称其为"乳蛾"，急性以外感风热或肺胃热盛为主，慢性以肺肾阴虚、虚火上炎为主。

自我诊断

咽痛，吞咽或咳嗽时咽痛加剧，并伴有畏寒、发热、头痛咳嗽、吐痰黄稠、口渴口臭、便秘等症状，属风热引起的扁桃体炎；咽部干燥，有堵塞感，分泌物黏稠，不易咳出，属虚火上炎引起的扁桃体炎。

自我灸疗穴位

孔最穴

在前臂前区，腕掌侧远端横纹上7寸。

主治：咳嗽、气喘、咯血、咽喉肿痛、痔疮出血、肘臂挛痛。

灸法：艾条灸15~20分钟。

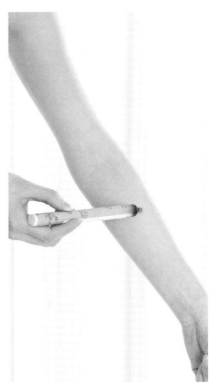

家人灸疗穴位

穴位名称	位置	主治	灸法
大椎穴	在脊柱区，第七颈椎棘突下凹陷中，后正中线上。	热病、疟疾、咳嗽、气喘、贫血。《素问·骨空论》云："灸寒热之法，先灸大椎，以年为壮数。"	艾条灸10~15分钟。
肺俞穴	在脊柱区，第三胸椎棘突下，后正中线旁开1.5寸。	咳嗽、气喘、咽喉肿痛、肺痨。	艾条灸10~15分钟。
人迎穴	在颈部，颈总动脉的后方，胸锁乳突肌前缘，喉结旁开1.5寸。	咽喉肿痛、高血压、头痛、甲状腺肿、喘息、偏瘫。	艾条灸10~15分钟。

少商穴

在拇指末节桡侧，指甲根角侧上方0.1寸（指寸）。

主治：咽喉肿痛、中风昏迷、小儿惊风、热病。

灸法：艾条灸15~20分钟。

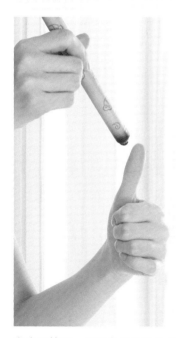

涌泉穴

在足底，屈足卷趾时足心最凹陷处。

主治：头痛、头昏、失眠、目眩、咽喉肿痛、失音、便秘、小儿惊风、昏厥。

灸法：艾条灸15~20分钟。

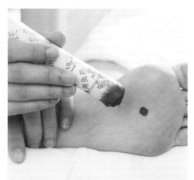

尺泽穴

在肘区，肘横纹上，肱二头肌腱桡侧缘凹陷中。

主治：咳嗽、气喘、咯血、热病、咽喉肿痛、呕吐、泄泻。

灸法：艾条灸15~20分钟。

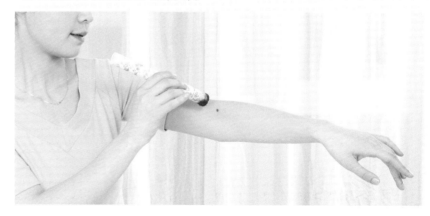

老中医按语：得了急性扁桃体炎，应劳逸结合，注意休息，多饮开水，多食新鲜水果蔬菜，进食流质或半流质软食。咽痛厉害者应对症处理，消除疼痛，可含服咽喉片，四季润喉片等药。搞好环境卫生，室内应光线充足，空气流通；保持适宜的温度和湿度。

◆◇ 支气管炎

支气管炎是由病毒和细菌反复感染，发生于气管、支气管黏膜及其周围组织的一种炎症性疾病。急性支气管炎多为外感而起，慢性支气管炎则多由内伤所致。

自我诊断

以咳嗽为主症。若是痰稀色白，发热畏寒，伴有鼻塞、流清涕，全身酸楚，属风寒所致；若是痰稠色黄，伴有口渴咽痛，鼻流黄涕，身热恶风，属风热所致。

自我灸疗穴位

气海穴

在下腹部，脐中下1.5寸，前正中线上。

主治：肺结核咯血、咽喉炎、支气管炎。

灸法：艾条灸10~15分钟。

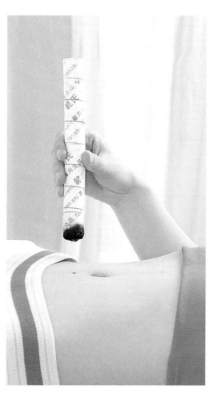

家人灸疗穴位

穴位名称	位置	主治	灸法
肺俞穴	在脊柱区，第三胸椎棘突下，后正中线旁开1.5寸。	咳嗽、气喘、咽喉肿痛、肺痨。《针灸资生经》云："凡有喘与哮者，为按肺俞……令灸而愈。"	艾条灸10~20分钟。
膻中穴	在胸部，横平第四肋间隙，前正中线上。	咳嗽、气喘、胸胁痛。《千金要方》道："上气咳逆，灸膻中五十壮。"	艾条灸10~15分钟。
中府穴	在胸部，横平第一肋间隙，前正中线旁开6寸。	咳嗽、气喘、胸痛、胸中烦满、肩背痛、咽喉痛、呕吐、水肿。	艾条灸10~20分钟。

关元穴

在下腹部，脐中下3寸，前正中线上。

主治：《针灸学》称："主治诸虚百损。"

灸法： 艾条灸10~15分钟。

足三里穴

在小腿前外侧，外膝眼下3寸。

主治：《针灸大成》："哮吼嗽喘：膻中、肺俞、（足）三里。"

灸法： 艾条灸10~15分钟。

列缺穴

在前臂，腕掌侧远端横纹上1.5寸。

主治： 慢性咽炎、咽痛咽痒、感冒咳嗽、气喘、头痛项强。

灸法： 艾条灸15~20分钟。

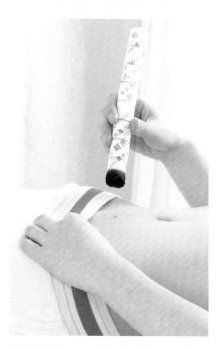 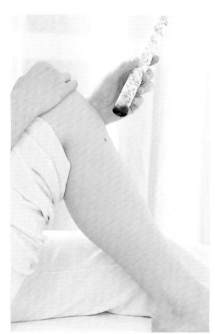 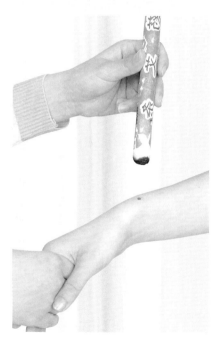

老中医按语：支气管炎发病以冬、春季节为主，尤其是慢性支气管炎，若遭遇寒冷刺激时，病变即可急性发作或迅速加重，因此患者可利用每年夏季"三伏天"时段，采用艾条温和灸，或艾炷加姜、蒜、附子隔物灸等方法，进行灸疗。

◆◇ 过敏性鼻炎

过敏性鼻炎是身体对某些过敏原敏感性增高而呈现的一种以鼻黏膜病变为主的变态反应性疾病，故又称变态反应性鼻炎。

自我诊断

有阵发性鼻痒、喷嚏、流涕、鼻塞等症状。其急性发作时，不光有水样鼻涕流出，还伴有头痛、耳鸣、流泪等症状。

自我灸疗穴位

足三里穴

在小腿前外侧，外膝眼下3寸。

主治：鼻炎、鼻出血。
灸法：艾条灸15~20分钟。

家人灸疗穴位

穴位名称	位置	主治	灸法
风池穴	在颈后区，后头骨下两条大筋外缘陷窝中，与耳垂齐平处。	感冒多汗、鼻炎、耳鸣。《胜玉歌》说："头风头痛灸风池。"	艾条灸8~10分钟。
头临泣穴	在头部，前发际上0.5寸，瞳孔直上。	鼻塞、目眩、眼疾。《医宗金鉴》道："（头）临泣主治鼻不通……"	艾条灸8~10分钟。
肺俞穴	在脊柱区，第三胸椎棘突下，后正中线旁开1.5寸。	咳嗽上气、鼻塞、胸满喘逆。	艾条灸15~20分钟。
大椎穴	在脊柱区，第七颈椎棘突下四陷中，后正中线上。	发热恶寒、鼻塞、咳嗽喘急。	艾条灸15~20分钟。

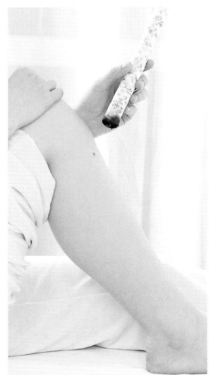

在腹部，肚脐中央。

主治：过敏性鼻炎。

灸法：艾条灸15~20分钟。

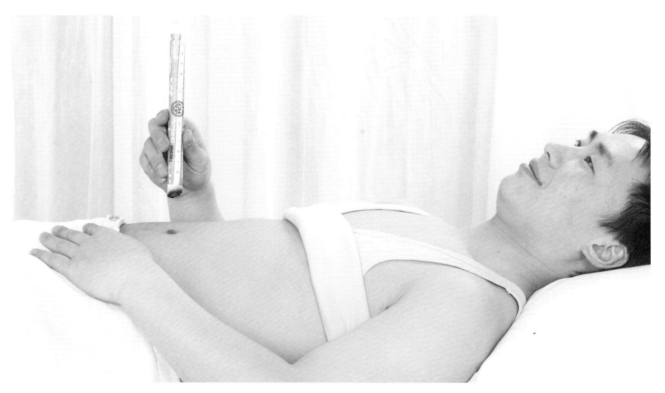

老中医按语：过敏性鼻炎患者大多为过敏体质，或有过敏性家族史，一旦遭遇了过敏原，就会与体内免疫系统发生作用，引发过敏反应。避免接触过敏原；慎食鱼、虾、蟹类等海产食物；平时注意多吃补益肺气的食物；不宜过多使用血管收缩性滴鼻剂。

◆◇ 胆囊炎

胆囊炎是指胆囊因细菌感染、胆石梗阻、化学因素而引起的病变。有急性和慢性两种，急性胆囊炎有可能是第一次发作，也可能是慢性胆囊炎突然发作。

自我诊断

急性胆囊炎表现为上腹或右上腹剧烈绞痛，可伴有发热、恶心、呕吐等症状；慢性胆囊炎多为上腹部或右上腹部不适，或持续性的钝痛，若进食油脂类食物后，症状会有所加重。

自我灸疗穴位

支沟穴

在前臂后区，腕背侧远端横纹上3寸，前臂两骨头之间的凹陷处。

主治：胸胁痛、心绞痛、上肢瘫痪。

灸法：用艾条灸15~20分钟。

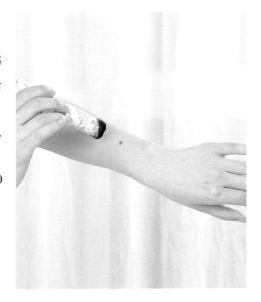

家人灸疗穴位

穴位名称	位置	主治	灸法
膈俞穴	在脊柱区，第七胸椎棘突下，后正中线旁开1.5寸。	《医宗金鉴》道："膈俞穴，主治胸胁疼痛……"	艾条灸15~20分钟。
肝俞穴	在脊柱区，第九胸椎棘突下，后正中线旁开1.5寸。	《医宗金鉴》道："肝俞穴，主治左胁积聚疼痛，气短不语。"	艾条灸15~20分钟。
胆俞穴	在脊柱区，第十胸椎棘突下，后正中线旁开1.5寸。	《医宗金鉴》道："胆俞穴，主治两胁胀满，干呕，惊悸。"	艾条灸15~20分钟。

阳陵泉穴

在小腿外侧，腓骨头前下方凹陷中。

主治：胆囊炎、胆结石。

灸法：艾条灸15~20分钟。

胆囊穴

在小腿外侧，腓骨小头直下2寸。

主治：急、慢性胆囊炎，胆石症，胆绞痛。

灸法：艾条灸15~20分钟。

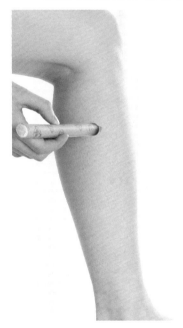

老中医按语：胆囊炎患者，要限制进食量，以防过饱引发疾病；要清淡饮食，选择低脂肪、低胆固醇食品；要避免不良刺激，舒缓心理压力；要增加富含膳食纤维食物的摄入，保持大便通畅；要适当进行体育锻炼、增强身体素质。如果胆囊炎急性发作时，还应卧床休息、禁食减压。

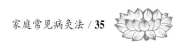

◆◇ 胃脘痛

胃脘痛，又简称胃痛，是指上腹胃脘部近心窝处，经常发生以疼痛为主症的消化道疾病。

自我诊断

胃脘胀痛，痛连胁背，嗳气泛酸，多见于女性，为肝气犯胃之症。胃脘隐痛，喜暖喜按，泛吐清水或便溏，多见于中老年患者，为脾胃虚寒。

自我灸疗穴位

足三里穴

在小腿前外侧，外膝眼下3寸。

主治：胃痛、腹痛、腹胀、消化不良。《四总穴歌》曰："肚腹三里留。"

灸法：艾条灸5~15分钟，艾罐灸20~30分钟。

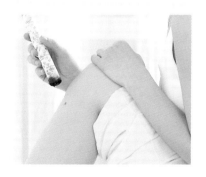

中脘穴

在上腹部，脐中上4寸，前正中线上。

主治：胃痛、反胃吞酸、呕吐、消化不良。《灸法秘传》讲："饮食减少，灸其中脘。"《得效方》道："忧思结气心痛、呕吐、不食不消，太仓。"

灸法：艾条灸5~15分钟，艾罐灸20~30分钟。

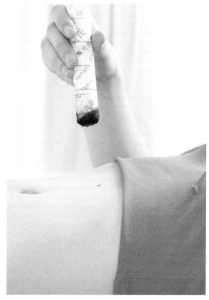

家人灸疗穴位

穴位名称	位置	主治	灸法
胃俞穴	在脊柱区，第十二胸椎棘突下，后正中线旁开1.5寸。	胸胁痛、胃痛、腹胀、腹痛。《百症赋》云："胃冷食难化，魂门、胃俞。"	艾条灸5~15分钟，艾罐灸20~30分钟。

期门穴

在胸部，乳头直下方，第六肋间隙，前正中线旁开4寸。

主治：胸胁疼痛、乳腺炎。《中华针灸学》说："主治胁下积气，伤寒心痛、呕酸。"

灸法：艾条灸3~5分钟，艾罐灸10~15分钟。

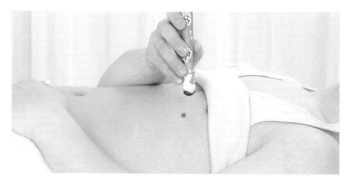

奇穴拇指横里三毛穴

位于足拇指背侧，趾甲部正中点。

主治：胃痛。

灸法：艾条灸3~5分钟。

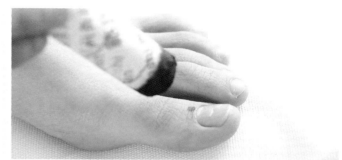

特效反射区

在手掌第四掌骨和钩骨的交界处。

主治：胃下垂、胃炎、胃痉挛、十二指肠溃疡。

灸法：艾条灸10~15分钟。

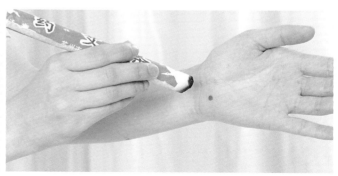

老中医按语：胃脘痛灸治当以中脘、足三里为主穴，肝气犯胃的加期门穴，脾胃虚寒的加胃俞穴，奇穴辅助。灸疗期间忌食生冷辛辣之物。

◆◇ 腹痛

腹痛，是指中、下腹部的疼痛，多在胃脘之下，脐的四旁，耻骨毛际以上，发病原因多为气郁、受寒、食积。

自我诊断

腹痛绵绵，时痛时止，喜温喜按、神疲、怯冷、大便溏薄，多为寒邪内积，脾阳不振之症。病痛急躁，腹部拒按，嗳腐吞酸，痛而欲泻，泻而痛减，多为食积之症。

自我灸疗穴位

气海穴

在下腹部，脐中下 1.5 寸，前正中线上。

主治：肠鸣、腹胀、腹痛、腹泻。《寿世保元》称："治中寒阴证神法，灸气海、关元二七壮。"

灸法：艾条灸 5~10 分钟，艾罐灸 30~40 分钟。

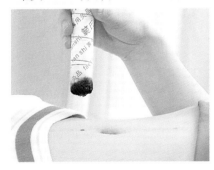

中脘穴

在上腹部，脐中上 4 寸，前正中线上。

主治：腹痛、腹胀、腹泻、消化不良。《针灸甲乙经》道："中腹诸病……食不消，肠鸣泄利，灸太仓百壮。"

灸法：艾条灸 5~10 分钟，艾罐灸 30~40 分钟。

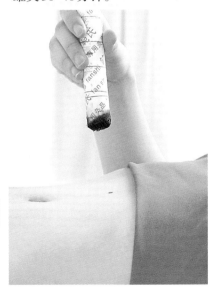

家人灸疗穴位

穴位名称	位置	主治	灸法
脾俞穴	在脊柱区，第十一胸椎棘突下，后正中线旁开 1.5 寸。	胃痛、腹胀、腹泻、痢疾。《百症赋》道："脾虚谷以不消，脾俞、膀胱俞觅。"	艾条灸 5~10 分钟，艾罐灸 20~30 分钟。

内庭穴

在足背，第二、第三趾间，趾蹼缘后方赤白肉际处。

主治：腹胀满、泄泻、赤白痢疾。《新医疗法》云："内庭主治腹痛、腹胀、腹泻、呕吐等。"

灸法：艾条灸3~5分钟。

奇穴食伤名灸穴

位于足拇指侧缘，第二跖趾关节处。

主治：腹痛、腹胀、嗳气、呕吐、伤食。

灸法：艾条灸3~5分钟。

特效反射区

位于小腿腓骨外侧后方，外踝后方向上延伸四横指的带状区域。

主治：腹痛。

灸法：艾条灸3~7分钟。

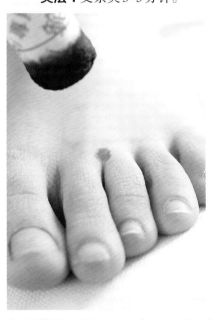
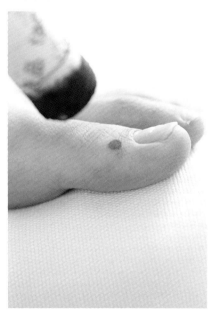
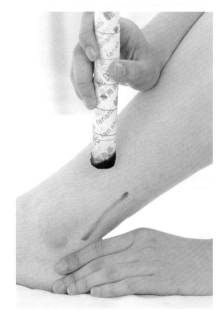

老中医按语：腹痛灸法以神阙、气海、中脘为主穴，脾阳不振者配脾俞穴，食积者配内庭穴，奇穴与反射区为辅助。治疗期间禁止暴饮暴食，忌生冷油腻辛辣之物。

◆◇ 泄泻

泄泻，又称腹泻，是指大便次数增多，粪便稀薄，甚至如水样。泄是指大便溏薄而势缓，泻是指大便清稀而直下。

自我诊断

寒泻者，泄泻清稀，有时如水样，腹痛，肠鸣，脘闷食少；腹痛肠鸣，泻下粪便臭如败卵，伴有不消化之物，泻后痛减，多为食滞肠胃之症；五更泻者，黎明之前腹中作痛，肠鸣即泄泻，泻后则安，形寒肢冷，腰膝酸软，多发于老年人。

自我灸疗穴位

神阙穴

在腹部，肚脐中央。

主治：中风、肠鸣、腹痛、腹泻不止。《针灸资生经》指出："若灸溏泻，脐中第一、三阴交等穴乃其次也。"

灸法：艾条灸5~15分钟，艾罐灸20~30分钟。

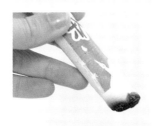

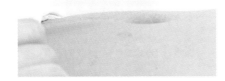

天枢穴

在腹部，横平脐中，前正中线旁开2寸。

主治：消化不良、腹痛、腹泻。《胜玉歌》曰："肠鸣大便时泄泻，脐旁两寸灸天枢。"

灸法：艾条灸5~15分钟，艾罐灸20~30分钟。

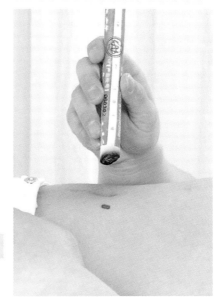

家人灸疗穴位

穴位名称	位置	主治	灸法
肾俞穴	在脊柱区，第二腰椎棘突下，后正中线旁开1.5寸。	《古今医统》云："肾俞治泄泻，灸三壮。"	艾条灸5~15分钟，艾罐灸30~40分钟。

合谷穴

在手背，第二掌骨桡侧的中点处。

主治：《新医疗法》指出："主治腹泻、腹胀、痢疾等。"

灸法：艾条灸3~7分钟。

奇穴阴阳穴

位于足大趾胫侧缘，与趾甲根相平，距趾甲5分处。

主治：《针灸奇穴》道："主治腹泻、肠疝痛等。"

灸法：艾条灸3~5分钟。

特效反射区

手背第三与第四指间下方，和合谷穴朝小指方向三横线的交叉处。

主治：泄泻、下痢。

灸法：艾条灸3~7分钟。

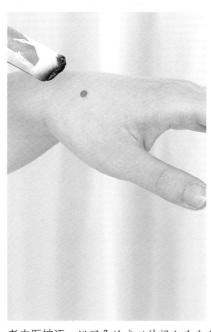
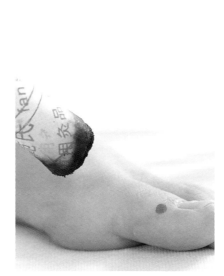
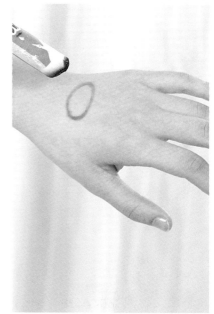

老中医按语：泄泻灸治应以神阙穴为主穴，寒泻者配天枢穴，食滞者配合谷穴，五更泻者配肾俞穴，奇穴和反射区辅助。灸治期间忌食生冷，应食易于消化的食物。

◆◇ 便秘

便秘，是指大便不通，排便时间延长或欲大便但艰涩不畅的一种病症。

自我诊断

大便秘结不通，排便时间延长，或虽有便意但排出时很困难，有三五日，或六七日大便一次。大便艰涩，排出困难，小便清长，面色㿠白，四肢不温，喜热怕冷，腹中冷痛的多为虚秘；多饮食，小便赤，面红身热，口干口臭，多为热秘。

自我灸疗穴位

天枢穴

在腹部，横平脐中，前正中线旁开2寸。

主治：便秘、肠鸣、腹胀、消化不良。《千金要方》指出："久塞及妇人症瘕，肠鸣泄利，绕脐绞痛灸天枢三壮。"

灸法：艾条灸5~15分钟，艾罐灸20~30分钟。

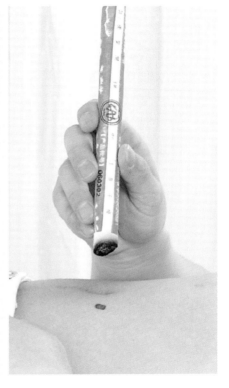

家人灸疗穴位

穴位名称	位置	主治	灸法
大肠俞穴	在脊柱区，第四腰椎棘突下，后正中线旁开1.5寸。	腹胀、腹痛、肠鸣、便秘、脱肛。《灵光赋》曰："大小肠俞大小便。"	艾条灸5~15分钟，艾罐灸20~30分钟。
奇穴大便难穴	位于背部，第七胸椎棘突旁开1寸处。	《针灸奇穴》称："主治便秘。"	艾条灸3~7分钟，艾罐灸10~20分钟。

支沟穴

在前臂后区，腕背侧远端横纹上3寸，前臂两骨头之间的凹陷处。

主治:便秘、热病。《玉龙歌》曰："若是胁痛并闭结，支沟奇妙效非常。"

灸法:艾条灸10~15分钟。

特效反射区

位于手背第二、第三掌指关节处。

主治:便秘、大便脓血（便秘时间短，一次见效）。

灸法:艾条灸10~15分钟。

足三里穴

在小腿前外侧，外膝眼下3寸。

主治:《针灸学》道："主治胃寒不化，心腹胀痛，肠鸣便秘。"

灸法:艾条灸5~15分钟，艾罐灸20~30分钟。

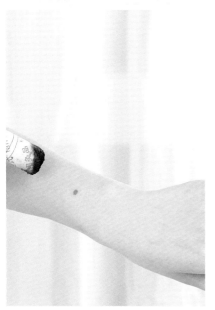
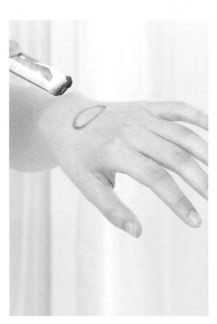
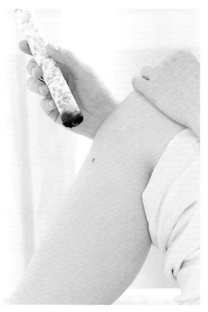

老中医按语：便秘灸治以天枢、大肠俞二穴为主穴，热秘者配支沟穴，虚秘者配足三里穴，奇穴与反射区为辅助。便秘患者应多吃新鲜水果、蔬菜、粗粮，常饮蜂蜜水，并应该养成良好的排便习惯。

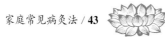

◆◇ 失眠

失眠，中医称为不寐，是以经常不能正常睡眠为特征的一种病症，常与头痛、眩晕、心悸、健忘同时并见。

自我诊断

经常夜里不能入睡，或睡而即醒，或醒来不能再入睡。常有胸闷腹满，以致食不甘味、大便不通者，为脾胃不和所致；常有思虑过度、头晕头痛、遗精等症，多为心肾不交所致。

自我灸疗穴位

三阴交穴

在小腿内侧，内踝尖上3寸，胫骨内侧缘后际。

主治：神经衰弱、眩晕、失眠。《针灸甲乙经》云："惊不得眠……三阴交主之。"

灸法：艾条灸5~10分钟，艾罐灸20~30分钟。

内关穴

在前臂掌侧，腕横纹上2寸，掌长肌腱与桡侧腕屈肌腱之间。

主治：《针灸学简编》指出："主治……失眠、眩晕、狂妄、神经衰弱。"

灸法：艾条灸3~7分钟，艾罐灸15~20分钟。

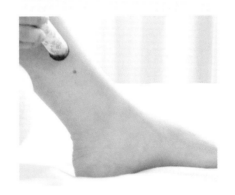

家人灸疗穴位

穴位名称	位置	主治	灸法
百会穴	在头部，两耳尖与头正中线相交处。	《新医疗法》称："主治失眠，头痛，神经衰弱。"	艾条灸5~7分钟。

奇穴虎口穴

位于手背部拇指与食指指蹼之间中点处。

主治:《针灸奇穴》云："主治头痛、眩晕、盗汗、心痛等。"

灸法: 艾条灸3~5分钟。

手部反射区

位于中指根与掌交界线的略下方。

主治: 神经衰弱及多汗。

灸法: 艾条灸5~15分钟。

足三里穴

在小腿前外侧，外膝眼下3寸。

主治:《新医疗法》指出："主治神经衰弱。"

灸法: 艾条灸3~7分钟，艾罐灸15~20分钟。

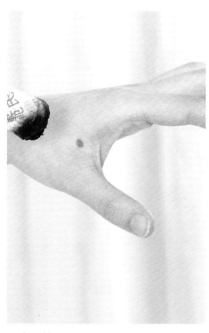
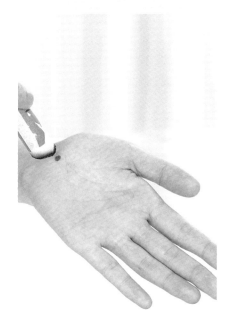
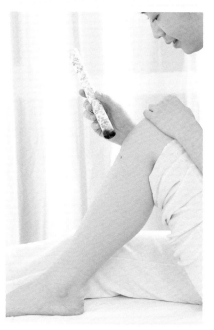

老中医按语：失眠多由于思虑太过，心肾不交，血虚无以养心，或有烦恶，或多妄念，或湿痰壅过于脾胃而起，灸疗应以百会、三阴交为主穴，心肾不交配内关，脾胃不和配足三里。

◆◇ 高血压

高血压，是以体循环动脉血压增高（收缩压≥140毫米汞柱，舒张压≥90毫米汞柱）为主要特征的病症。高血压是临床常见病，无论男女均可发病，以中老年人发病居多。

高血压患者应调畅情志，合理饮食，增强体质锻炼。

自我诊断

血压持续增高，与精神紧张和劳累过度有关，常伴有易怒、面赤、头胀、头痛、头晕。如果血压持续升高，会出现心悸、四肢发麻、神疲懒言等症状，严重者还可引起动脉硬化或脑血管意外等并发症。

自我灸疗穴位

曲池穴

在肘区，屈肘成直角，肘弯横纹尽头处。

主治：《新医疗法》称："主治耳鸣、头痛、高血压、半身不遂、瘫痪等。"

灸法：艾条灸3~7分钟，艾罐灸15~20分钟。

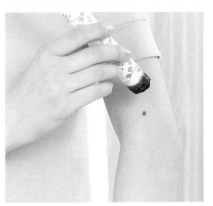

血海穴

在股前区，髌底内侧端上2寸，股内侧肌隆起处。

主治：《新医疗法》指出："主治贫血，高血压等。"

灸法：艾条灸3~5分钟，艾罐灸10~15分钟。

家人灸疗穴位

穴位名称	位置	主治	灸法
百会穴	在头部，两耳尖与头正中线相交处。	《中医大辞典》云："主治头痛、耳鸣、目眩、健忘、中风等。"	艾条灸5~7分钟。

奇穴手心穴

位于掌正中央，以手掌与中指交界横纹中和腕横纹之中点互相连线之中点是穴。

主治：《针灸奇穴》道："主治高血压。"

灸法：艾条灸3~5分钟。

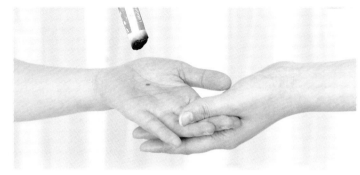

手部反射区

位于第二掌骨和第三掌骨间隙的中点处。

主治：高血压、胃痉挛。

灸法：艾条灸5~15分钟。

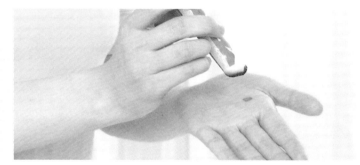

足三里穴

在小腿前外侧，外膝眼下3寸。

主治：高血压、眩晕、贫血等。

灸法：艾条灸5~15分钟，艾罐灸20~30分钟。

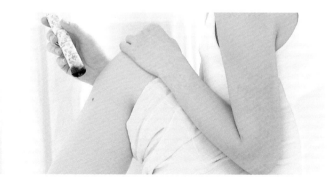

老中医按语：高血压多因素体阳盛，或长期精神紧张，忧思恼怒，久郁化火，或肾阴不足，肝失所养，致肝阳上亢，致发本病。患者要保持心情舒畅，少思虑、少恼怒、少操劳，饮食要少油腻、多清淡。

◆◇ 糖尿病

糖尿病，是由人体糖代谢紊乱导致的疾病，因患者尿液甘甜，故称为糖尿病，属中医消渴病的范畴。

自我诊断

本病症状包括口渴多饮、善饥多食、尿频量多、消瘦无力，即"三多一少症"，为糖尿病非常典型的临床症状。

自我灸疗穴位

关元穴

在下腹部，脐中下3寸，前正中线上。

主治：《扁鹊心书》曰："关元穴用灸法，可累积灸至二百壮。"

灸法：艾条灸5~15分钟，艾罐灸20~30分钟。

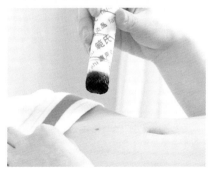

太溪穴

在踝区，内踝尖与跟腱之间的凹陷中。

主治：《中医大辞典》称："主治消渴，小便频数。"

灸法：艾条灸3~7分钟。

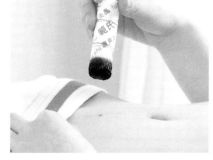

家人灸疗穴位

穴位名称	位置	主治	灸法
胰俞穴	在脊柱区，第八胸椎棘突下，后正中线旁开1.5寸。	《千金要方》云："消渴，咽喉干灸胃管下输三穴各百壮。"	艾条灸5~15分钟，艾罐灸20~30分钟。
脾俞穴	在脊柱区，第十一胸椎棘突下，后正中线旁开1.5寸。	《类经图翼》道："此穴主泻五脏之热，与五脏俞同。"	艾条灸5~15分钟，艾罐灸20~30分钟。

手部反射区

　　以中指根部横纹的中点与手腕交接处的第一个横纹中点，用笔连成一线，从手腕上的横纹点开始，以5毫米左右为间隔，分成16等份，每1等份的点就代表和全身相连的穴位。用笔做记号找到1穴为"下阴"，2穴为"尿道"，3穴为"膀胱"，12穴为"胃中"，16穴为"心隔"，共5个位置。

　　主治：糖尿病。

　　灸法：艾条灸5~15分钟。

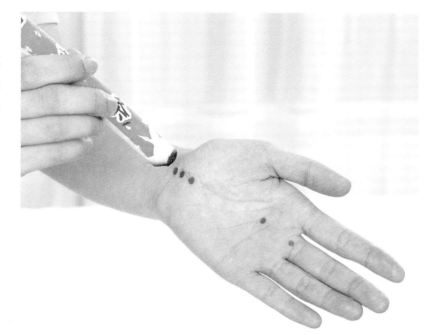

奇穴手足小指（趾）穴

　　位于手足小指（趾）尖端。

　　主治：《针灸奇穴》说："主治糖尿病。"

　　灸法：艾条灸3~5分钟。

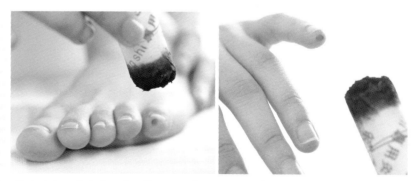

老中医按语：糖尿病多由饮食不节，情志失调，劳欲过度，致使肺、脾、肾三脏阴虚燥热，热灼津液而发。患者应控制饮食中的糖量，保持精神愉快，适当锻炼，坚持治疗。

◆◇ 痔疮

痔疮，是指直肠末端黏膜下和肛管皮下的静脉丛发生扩张所形成的柔软肿块，可分为内痔、外痔、混合痔三种，临床以内痔为多见。

自我诊断

排便不畅，肛门坠胀，便时有物脱出，大便下血，常伴有身重困乏、头晕目眩等症状。

自我灸疗穴位

手部反射区

位于手背小指内侧的第二关节上。

主治：痔疮。

灸法：艾条灸3~10分钟。

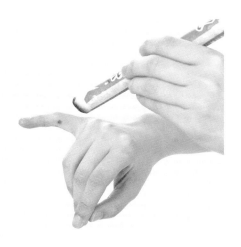

家人灸疗穴位

穴位名称	位置	主治	灸法
长强穴	在会阴区，尾骨下方，尾骨端与肛门连线的中点处。	便血、脱肛、痔疮。《古今医统》称："长强穴在尾骶管上，随年壮灸之，治五痔便血最效。"	艾条灸3~5分钟。
腰俞穴	在骶区，正对骶管裂孔，后正中线上。	《新医疗法讲义》云："主治腰脊强痛、痔疮。"	艾条灸5~10分钟，艾罐灸20~30分钟。
会阳穴	在骶区，尾骨端旁开0.5寸。	痢疾、痔疮、腹痛。	艾条灸5~15分钟。
奇穴回气穴	位于骶骨尖端，在脊骨上，赤白肉下是穴。	《针灸奇穴》讲："主治痔疾、便血、大便失禁。"	艾条灸10~20分钟。

命门穴

在脊柱区，第二腰椎棘突下凹陷中，后正中线上。

主治： 痔漏、脱肛。

灸法： 艾条灸10~15分钟，艾罐灸20~30分钟。

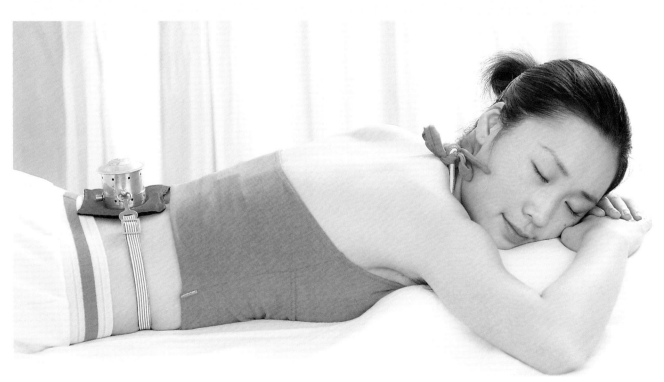

老中医按语：痔疮多因湿热逗留大肠，或过多食辛辣刺激之物，或久坐湿地，或长期便秘以及酒色过度，等，导致湿热内结，络脉受阻，痔血下注肛门而发。患者应减少解大便的时间，少食辛辣之品，常用温水洗浴，常练习收腹提肛的动作。

◆◇ 脱肛

脱肛，也称直肠脱垂，是指直肠或直肠黏膜顺出肛门之外的一种病症。本病多发于老年人、小儿、妇女。

自我诊断

大便时感肛门坠胀，有物脱出，便后可自行回纳，重者须用手推托方能复位，伴有面色不华、神倦乏力、纳呆食少、心悸头晕等症状。

自我灸疗穴位

神阙穴

在腹部，肚脐中央。

主治：腹痛、腹泻不止、脱肛等。《针灸大全》称："灸寒冷脱肛，灸脐中。"

灸法：艾条灸5~15分钟，艾罐灸20~30分钟。

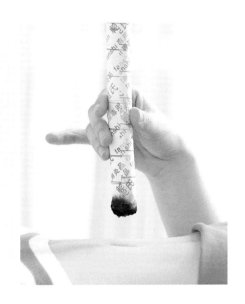

家人灸疗穴位

穴位名称	位置	主治	灸法
百会穴	在头部，两耳尖与头正中线相交处。	失眠、脱肛、子宫脱垂等。《卫生宝鉴》道："小儿脱肛久不瘥，灸百会七壮。"	艾条灸5~15分钟。
长强穴	在会阴区，尾骨下方，尾骨端与肛门连线的中点处。	便血、脱肛、痔疮等。《千金要方》云："病寒冷脱肛，历年不愈，灸龟尾七壮。"	艾条灸3~5分钟。
大肠俞穴	在脊柱区，第四腰椎棘突下，后正中线旁开1.5寸。	《新医疗法讲义》指出："主治……便秘，脱肛，腰痛等。"	艾条灸5~15分钟，艾罐灸20~30分钟。
奇穴竹杖穴	位于腰部正中线，在第三腰椎棘突上方，命门穴下方。	《针灸奇穴》说："主治……慢性肠炎、痔疮、脱肛、腰痛等。"	艾条灸3~7分钟，艾罐灸30~40分钟。

小腿部反射区

选取内踝后方向上延伸四横指的条状区域。

主治： 痔疮、便秘、脱肛、直肠炎等。

灸法： 艾条灸5~15分钟。

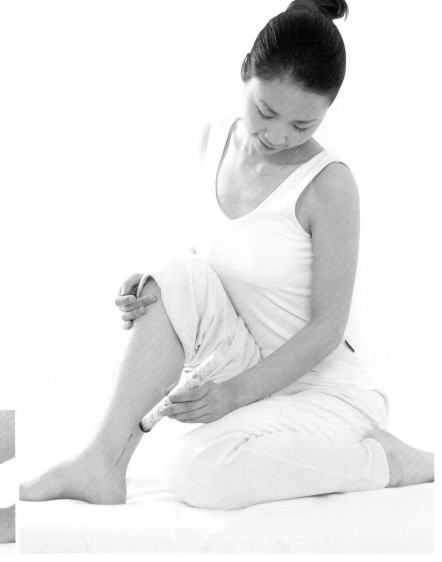

老中医按语：脱肛大多因体弱患病，用力太过，大肠筋脉弛缓而致脱出，或因中气不足，气虚而下陷者。小儿脱肛多由泄利日久所致。体质虚弱的患者，可配合中药治疗，应避免过度劳累。

 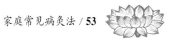

◆◇ 贫血

贫血，是指血液循环的红细胞数或血红蛋白的量低于正常。中医认为脾胃为气血生化之源，脾胃气虚，或营养不良是引起贫血的主要原因。

自我诊断

皮肤苍白，面色无华，神疲乏力，心悸胸闷，食欲不振，月经失调，等等。

自我灸疗穴位

足三里穴

在小腿前外侧，外膝眼下3寸。

主治：高血压、眩晕、贫血。

《普济方·针灸》："华佗穴三里主五劳羸瘦、七伤虚乏、胸中瘀血、乳痈。"

灸法：艾条灸5~15分钟，艾罐灸30~40分钟。

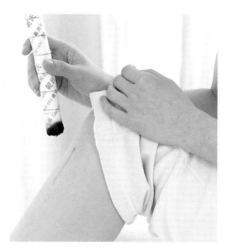

家人灸疗穴位

穴位名称	位置	主治	灸法
腰阳关穴	在脊柱区，第四腰椎棘突下四陷中，后正中线上。	《中国灸法集萃》指出："既可温通全身之阳，加强经脉的运行，统摄而濡养四肢百骸，又可潜镇阴血之亏所致之亢阳而使血循常适，有双重调节的作用。"	艾条灸10~15分钟，艾罐灸20~30分钟。
脾俞穴	在脊柱区，第十一胸椎棘突下，后正中线旁开1.5寸。	《类经图翼》称："此穴主泻五脏之热，与五脏俞同。"	艾条灸5~15分钟，艾罐灸20~30分钟。
大椎穴	在脊柱区，第七颈椎棘突下四陷中，后正中线上。	《新医疗法》指出："主治咳嗽、贫血、气喘……"	艾条灸5~15分钟，艾罐灸30~40分钟。
奇穴贫血灵穴	位于骶骨部第五骶柱上。	《针灸奇穴》谓："主治贫血。"	艾条灸5~15分钟，艾罐灸20~30分钟。

关元穴

在下腹部，脐中下3寸，前正中线上。

主治：《腧穴学》云："主治虚劳冷惫，羸瘦无力。"

灸法：艾条灸5~15分钟，艾罐灸30~40分钟。

特效反射区

腕掌横纹的中点凹陷处。

主治：心烦心痛、心悬如饥、血液循环障碍。

灸法：艾条灸3~10分钟。

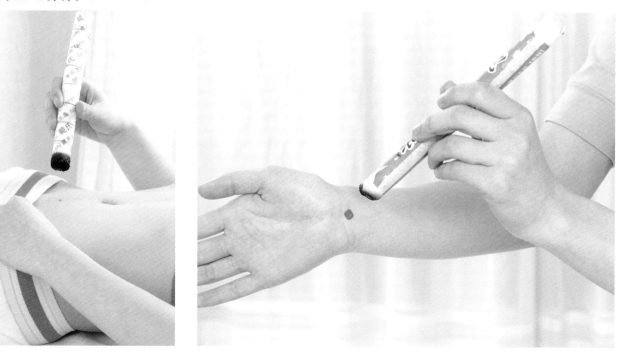

老中医按语：患者应努力配合治疗，多吃含铁的食物，调畅情志，参加适宜的体育锻炼。

◆◇ 遗精

遗精，是指不因性交而精液自行泄出为主的一种病症。

自我诊断

在睡眠中有梦而遗，有5天一次，也有三四天一次，头昏眩晕，全身疲乏，腰部酸痛，为梦遗；无梦而泄或动念即遗，不拘昼夜，四肢无力，记忆减退，重者多年不愈，为滑精。

自我灸疗穴位

神门穴

在腕前区，腕掌侧横纹尺侧端，尺侧腕屈肌腱的桡侧凹陷中。

主治：《针灸学》："主治失眠、神经衰弱、心悸、心痛。"

灸法：艾条灸3~5分钟。

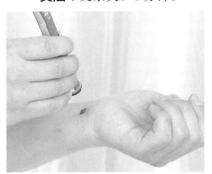

关元穴

在下腹部，脐中下3寸，前正中线上。

主治：《针灸学》："主治遗精、诸虚百损等。"

灸法：艾条灸5~15分钟，艾罐灸30~40分钟。

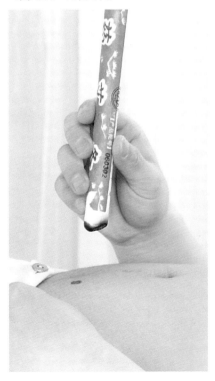

家人灸疗穴位

穴位名称	位置	主治	灸法
八髎穴	位于骶骨部，正对四骶脊侧孔共计8穴。（具体位置见P97附录本书穴位图解）	《针灸奇穴》云："主治遗精，阳痿，月经不调，赤白带下，半身不遂。"	艾条灸3~7分钟。
肾俞穴	在脊柱区，第二腰椎棘突下，后正中线旁开1.5寸。	《新医疗法讲义》指出："主治遗精、遗尿、肾炎、小便不利等。"	艾条灸5~15分钟，艾罐灸30~40分钟。

小腿部反射区

选取内踝尖直上约四横指处，相当于足太阴脾经三阴交穴的位置。

主治：泌尿生殖系统疾病。

灸法：艾条灸5~15分钟。

足三里穴

在小腿前外侧，外膝眼下3寸。

主治：《中医大辞典》称："主治遗精、神经衰弱等。"

灸法：艾条灸5~15分钟，艾罐灸20~30分钟。

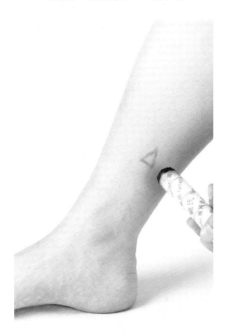

老中医按语：梦遗患者，多由肝火过旺，而阴精走泄，或烦劳过度，心肾不交，或心阳暗炽，肾阴内铄而导致。若无梦而遗者，则因肾关不固，精窍滑脱，比有梦遗者更深一层。对本病的治疗，需有恒心，宜隔日一次，并清心寡欲，戒除一切不良习惯，当以肾俞、关元为主穴，梦遗者配神门穴，滑精者配足三里穴，奇穴和反射区为辅助。

◆◇ 阳痿

阳痿，是指阳事不举，或临房举而不坚，以致影响正常性生活的病症。

自我诊断

阴茎不举，或临房不久精即早泄，或见色流精，随即萎缩，兼见腰酸腿软，头昏目眩，精神萎靡等症状。

自我灸疗穴位

气海穴

在下腹部，脐中下1.5寸，前正中线上。

主治：遗精、遗尿、尿闭等。《类经图翼》曰："阳不起，灸命门，肾俞，气海，然合。"

灸法：艾条灸5~15分钟，艾罐灸30~40分钟。

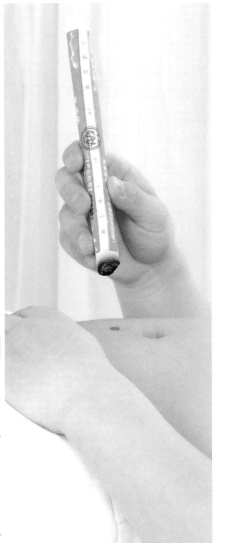

家人灸疗穴位

穴位名称	位置	主治	灸法
肾俞穴	在脊柱区，第二腰椎棘突下，后正中线旁开1.5寸。	遗精、遗尿、肾炎等。《胜玉歌》曰："肾败腰酸小便频，督脉两旁肾俞除。"	艾条灸5~15分钟，艾罐灸30~40分钟。
命门穴	在脊柱区，第二腰椎棘突下四陷中，后正中线上。	阳痿、遗精、遗尿、神经衰弱、腰痛等。《针灸学简编》称："命门补之或艾灸，可以益肾壮阳。"	艾条灸5~15分钟，艾罐灸30~40分钟。

关元穴

在下腹部，脐中下3寸，前正中线上。

主治：遗精、阳痿、早泄、睾丸炎、膀胱炎、尿频等。《针灸学简编》指出："灸关元可温补下元之虚损。"

灸法：艾条灸5~15分钟，艾罐灸30~40分钟。

奇穴遗精穴

位于男性腹下部，脐下3寸，正中线旁开1寸处。

主治：《针灸奇穴》道："主治遗精，早泄，阳痿，阴囊湿疹。"

灸法：艾条灸5~15分钟，艾罐灸20~30分钟。

小腿部反射区

选取内踝尖直上约四横指处，相当于足太阴脾经三阴交穴的位置。

主治：泌尿生殖系统疾病。

灸法：艾条灸5~15分钟。

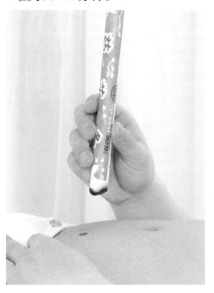
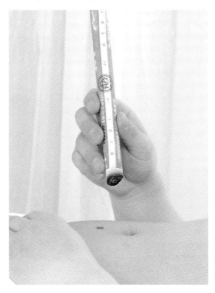
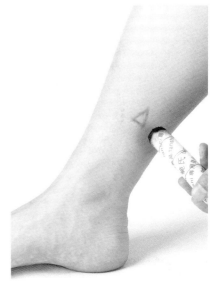

老中医按语：阳痿多由房事过度，青年误犯手淫，或劳神思虑，暗伤精血，以致精气虚塞，命门火衰所致。此病以施用灸法最佳。灸治期间禁止房事，并戒除不良习惯，加强体育锻炼。

妇科疾病
灸法

◆◇ 痛经

痛经，是指妇女经期或行经前后发生以小腹疼痛为主，或者引起腰骶酸痛的病症。

自我诊断

经期前小腹胀痛，内热口干，面色紫黑，月经先期多为实痛；每在经期后小腹痛，得温暖或手按即缓解，血色淡而少，经期多延迟，经常畏冷怕凉，为虚痛。

自我灸疗穴位

气海穴

在下腹部，脐中下1.5寸，前正中线上。

主治：腹痛、月经不调、白带多、经闭等。《针灸大成》指出："凡藏气虚惫，一切真气不足，久疾不瘥者，悉皆灸之。"

灸法：艾条灸5~15分钟，艾罐灸30~40分钟。

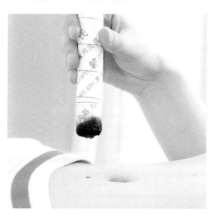

家人灸疗穴位

穴位名称	位置	主治	灸法
奇穴十七椎下穴	位于腰下正中线，第五腰椎棘突下方。	《针灸奇穴》云："主治：痛经，腰痛，夜尿多。"	艾条灸5~15分钟，艾罐灸30~40分钟。

中极穴

在下腹部，脐中下4寸，前正中线上。

主治：月经不调、痛经、经闭等。《医学入门》指出："主妇人下元虚冷，虚损。"

灸法：艾条灸3~7分钟，艾罐灸20~30分钟。

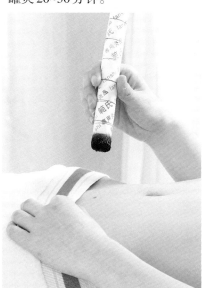

血海穴

在股前区，髌底内侧端上2寸，股内侧肌隆起处。

主治：月经不调、经闭、白带多等。《针灸学》道："主治月经不调、带下崩漏。"

灸法：艾条灸5~15分钟，艾罐灸30~40分钟。

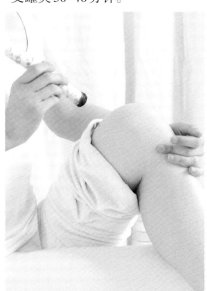

小腿部反射区

小腿腓骨外侧后方，从外踝后方向上延伸约四横指的一竖条状区域。

主治：妇女痛经、月经不调等。

灸法：艾条灸5~15分钟。

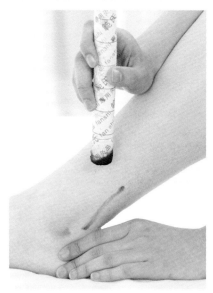

老中医按语：痛经是妇科常见的疾患，究其原因，不外忧思愤怒，或形寒饮冷，以致郁结不行而作痛。灸治以中极、气海为主穴，灸治实痛者配血海穴，虚痛者配关元穴，奇穴与反射区为辅。经期来潮一周前施灸，经期期间停灸。保持心情舒畅，避免受寒凉刺激。

◆◇ 经闭

凡发育正常的女子，超过18岁尚未来潮，或已行经而又中断达3个月以上者，称为经闭。

自我诊断

经血逐渐量少而终于闭止，食少便溏，面唇色泽不荣，多具有营养不良的症状，为血枯经闭；常有内火旺、心烦热，大便燥结，口干喜饮，舌质常红而苔黄，为血滞经闭。

自我灸疗穴位

三阴交穴

在小腿内侧，内踝尖上3寸，胫骨内侧缘后际。

主治：《新医疗法讲义》称："主治月经不调、经闭、白带等。"

灸法：艾条灸5~10分钟，艾罐灸20~30分钟。

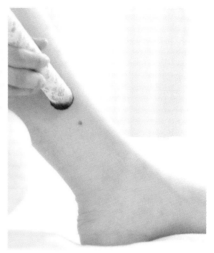

合谷穴

在手背，第二掌骨桡侧的中点处。

主治：《杂病穴位歌》曰："女人通经泻合谷。"

灸法：艾条灸3~7分钟。

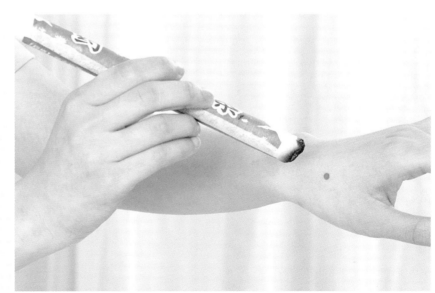

归来穴

在下腹部,脐中下4寸,前正中线旁开2寸。

主治:月经不调、经闭、白带、子宫脱垂。

灸法:艾条灸5~15分钟,艾罐灸30~40分钟。

关元穴

在下腹部,脐中下3寸,前正中线上。

主治:《针灸学》道:"主治月经不调,经闭,带下崩漏。"

灸法:艾条灸10~15分钟,艾罐灸30~40分钟。

中极穴

在下腹部,脐中下4寸,前正中线上。

主治:《针灸甲乙经》云:"经闭不通,中极主之。"

灸法:艾条灸3~7分钟,艾罐灸20~30分钟。

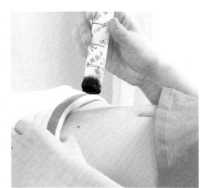
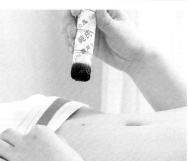
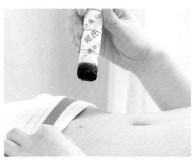

生殖腺反射区

双足底面,足跟中央处。

主治:月经不调、经闭、痛经及其他生殖系统疾患。

灸法:艾条灸5~15分钟。

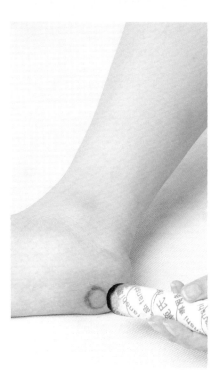

老中医按语:经闭多由于失血、房劳、多产及大病之后,脾胃衰弱形成血枯经闭,或形寒冷饮,忧思愤怒而血滞经闭。用灸法可以通调冲任,活血通经,以关元、归来、三阴交3穴为主穴,血枯经闭者重灸合谷,血滞经闭者重灸中极,生殖腺反射区辅助。

◆◇ 崩漏

妇女非周期性子宫出血，称为崩漏。

自我诊断

月经忽然暴下不止，面色㿠白，头昏心悸，肢冷汗出，有虚脱之象为血崩；月经淋漓不断，虽然病势缓慢，同样有下血不止为漏下。

自我灸疗穴位

三阴交穴

在小腿内侧，内踝尖上3寸，胫骨内侧缘后际。

主治：经闭、子宫出血、子宫脱垂。《备急千金要方》说："女人漏下赤白及血，灸足太阴五十壮。"

灸法：艾条灸5~10分钟，艾罐灸30~40分钟。

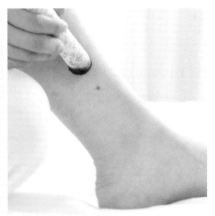

隐白穴

在足趾，大趾末节内侧，趾甲根角侧后方0.1寸（指寸）。

主治：月经过多、子宫出血等。《神农本草经》云："妇人月事过时不止，刺之立愈。"

灸法：艾条灸3~5分钟。

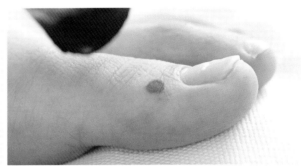

特效反射区

小腿内侧，在足内踝尖与阴陵泉的连线上，阴陵泉下3寸。

主治：脾脏的疾患，当脾脏肿大及有出血性疾病时，按压该反射区时有明显的痛点。

灸法：艾条灸5~15分钟。

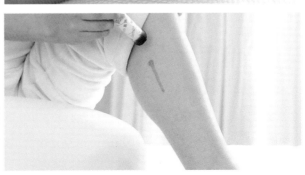

交信穴

在小腿内侧，内踝尖上2寸，胫骨内侧缘后际凹陷中。

主治：《新医疗法讲义》指出："主治月经不调，子宫出血，子宫脱垂，睾丸炎等。"

灸法：艾条灸3~7分钟，艾罐灸10~15分钟。

阴交穴

在下腹部，脐中下1寸，前正中线上。

主治：子宫出血、白带、月经不调、产后出血。《中华针灸学》称："主治崩漏，月事不调，赤白带下。"

灸法：艾条灸5~15分钟，艾罐灸20~30分钟。

奇穴气门穴

位于腹下部正中线，脐下3寸，旁开3寸。

主治：《针灸奇穴》云："主治子宫出血，膀胱炎，尿闭症。"

灸法：艾条灸10~20分钟，艾罐灸20~30分钟。

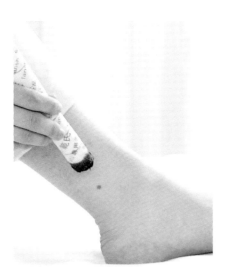
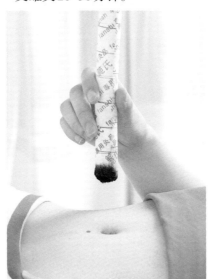
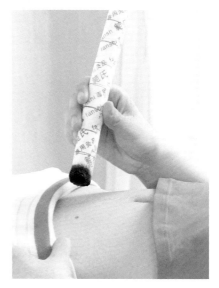

老中医按语：崩漏关键在于冲任脉损伤，如房劳过度，或经期误犯房事，脏腑气血俱虚，不能固摄血脉，经血非时而下，或脾肝失调。以摄血培元为主，配合调整心情，注意休息。

◆◇ 带下

妇人带下量明显增多，色、质、气味异常，或伴全身或局部症状者称带下病。

自我诊断

常从阴道中渗出粉红黏稠脓状液体，或赤白相杂、绵绵不断、有腥臭气的为赤带；渗出黄白黏稠液体，或清冷稀薄，或有腥臊气的为白带。无论赤白带下，凡持久者，多半有头昏目眩或心悸头痛的现象。

自我灸疗穴位

中极穴

在下腹部，脐中下4寸，前正中线上。

主治：月经不调、痛经、白带多、子宫脱垂。《玉龙歌》曰："妇人赤白带下难，只因虚败不能安，中极补多宜泄少，灼艾还须着意看。"

灸法：艾条灸10~15分钟，艾罐灸20~30分钟。

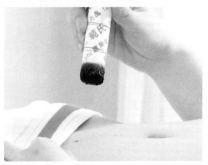

气海穴

在下腹部，脐中下1.5寸，前正中线上。

主治：月经不调、经闭、不孕、白带等。

灸法：艾条灸5~10分钟，艾罐灸20~30分钟。

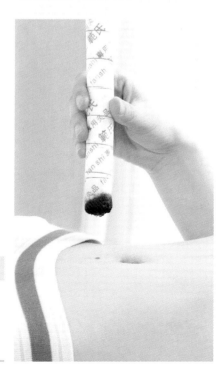

家人灸疗穴位

穴位名称	位置	主治	灸法
带脉穴	在侧腹部，腋中线与肚脐水平线相交处。	月事不调、赤白带下。《针灸大成》云："主月带不调赤白带下。"	艾条灸10~15分钟。

三阴交穴

在小腿内侧，内踝尖上3寸，胫骨内侧缘后际。

主治：《新医疗法讲义》指出："主治月经不调、经闭、不孕、白带等。"

灸法：艾条灸5~10分钟，艾罐灸20~30分钟。

奇穴漏阴穴

位于足内踝下缘5分。

主治：《针灸奇穴》谓："妇人赤白带下，四肢酸痛。"

灸法：艾条灸10~15分钟。

特效反射区

双足脚后跟内侧，内踝后下方的三角形区域。

主治：子宫肌瘤、子宫内膜异位、宫颈炎、子宫下垂及痛经、月经不调等妇科疾患。

灸法：艾条灸10~15分钟。

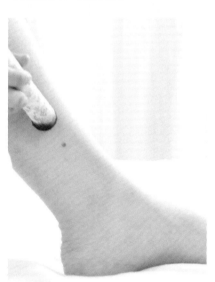
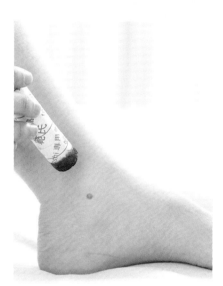
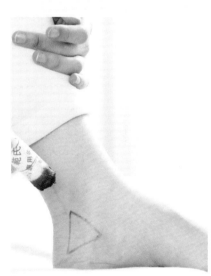

老中医按语：带下主要是带脉为病，其发病之因，一般以瘦人多火，胖人多痰，以色粉赤带主血多热，白带主湿多寒。本病灸疗以三阴交、气海为主穴，赤带以中极穴为重点，白带以带脉穴为重点，以奇穴为辅助。灸疗期间，须远离房事，保持局部清洁，避免过度劳累，饮食宜清淡，忌食辛辣之品。

◆◇ 月经不调

妇女月经不调，是指月经失去正常规律性，经期、经量、经色等出现异常。

自我诊断

月经推迟7天以上，经量少而经色淡灰，畏寒喜热，小腹疼痛，头昏眼花，为月经后期；月经先期而至，甚至每月2次，经色鲜红，伴有烦热、口干渴、喜冷饮等，为月经先期。

自我灸疗穴位

中极穴

在下腹部，脐中下4寸，前正中线上。

主治：《针灸学》称："主治月事不调，失精，口渴，胞衣不下等。"

灸法：艾条灸5~15分钟，艾罐灸20~30分钟。

关元穴

在下腹部，脐中下3寸，前正中线上。

主治：《针灸学》道："主治月经不调，崩中漏下。"

灸法：艾条灸10~15分钟，艾罐灸20~30分钟。

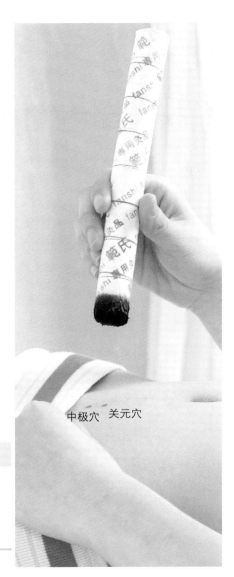

中极穴　关元穴

家人灸疗穴位

穴位名称	位置	主治	灸法
肾俞穴	在脊柱区，第二腰椎棘突下，后正中线旁开1.5寸。	《针灸大辞典》云："主治月经不调，腰背痛，肾炎等。"	艾条灸5~15分钟，艾罐灸20~30分钟。

奇穴经中穴

位于腹下部正中线，脐下1.5寸，旁开3寸。

主治：《针灸奇穴》说："主治大小便不通，淋病，月经不调，赤白带下，肠炎等。"

灸法：艾条灸5~10分钟，艾罐灸20~30分钟。

太溪穴

在踝区，内踝尖与跟腱之间的凹陷中。

主治：月经不调、痛经、失眠等。

灸法：艾条灸3~7分钟。

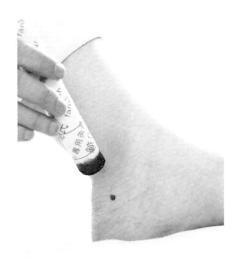

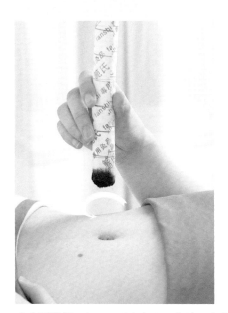

特效反射区

双足拇指腹的中央。

主治：垂体本身功能失调造成的疾患（侏儒症、肥胖症、尿崩等）及内分泌系统疾患，儿童发育不良、智能低下，以及更年期综合征等。

灸法：艾条灸10~15分钟。

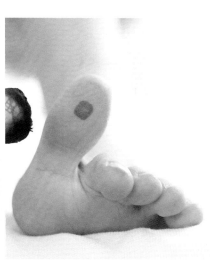

老中医按语：月经不调多由忧思郁结，久郁化火，以致血热妄行所致，或因寒邪留滞胞宫，阳虚血衰，经血不能按期来潮所致。灸疗本病，可选中极、关元、三阴交等穴位，先期者可配太溪，后期者可配肾俞，奇穴为辅助。

◆◇ 妇女更年期综合征

更年期，是妇女卵巢功能逐渐退化乃至消失的一个过渡时期，年龄一般在47~52岁之间。由于内分泌的改变，使部分妇女在这一时期出现一系列以自主神经失调和脏器功能紊乱为主的症候群，医学上称之为更年期综合征。

自我诊断

常有五心烦热，面色潮红，烦躁易怒，焦虑紧张，心悸失眠，腰膝酸软，口干便燥，多为阴虚之症；常有腰膝酸软，畏寒肢冷，面色晦暗，面肢浮肿，而食少腹胀者为阳虚之症。

自我灸疗穴位

三阴交穴

在小腿内侧，内踝尖上3寸，胫骨内侧缘后际。

主治：《针灸大辞典》称："主治脾胃虚弱，心腹胀满，不思饮食，食不化，食后吐水，月经不调，经闭等。"

灸法：艾条灸10~15分钟，艾罐灸20~30分钟。

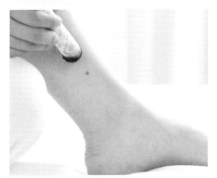

足三里穴

在小腿前外侧，外膝眼下3寸。

主治：胃痛、腹胀、消化不良、便秘、高血压、眩晕、贫血、神经衰弱等。《针灸学》道："具有强壮人体的作用，是保健的第一大要穴。"

灸法：艾条灸10~15分钟，艾罐灸20~30分钟。

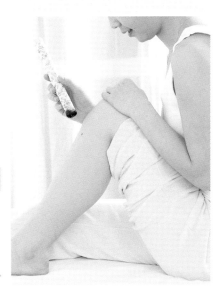

家人灸疗穴位

穴位名称	位置	主治	灸法
肾俞穴	在脊柱区，第二腰椎棘突下，后正中线旁开1.5寸。	《针灸学》云："主治经带诸疾，肾虚腰痛，目昏耳聋，水肿消渴等。"	艾条灸10~15分钟，艾罐灸30~40分钟。

特效反射区

双足底面第一、第二跖骨与跖趾关节所形成的脚掌中央"人"字形交叉点略偏外侧处。

主治：加强肾上腺功能，调节分泌激素的能力，因而可以用于消炎、止痛、退烧、止喘、抗过敏、抗休克、风湿性关节炎、内分泌失调等。

灸法：艾条灸10~15分钟。

太溪穴

在踝区，内踝尖与跟腱之间的凹陷中。

主治：《新医疗法讲义》指出："主治失眠、痛经、尿闭、肾炎、月经不调、经闭、白带多诸虚百损等。"

灸法：艾条灸10~15分钟，艾罐灸30~40分钟。

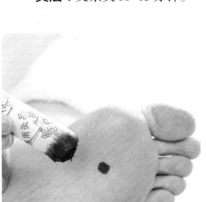

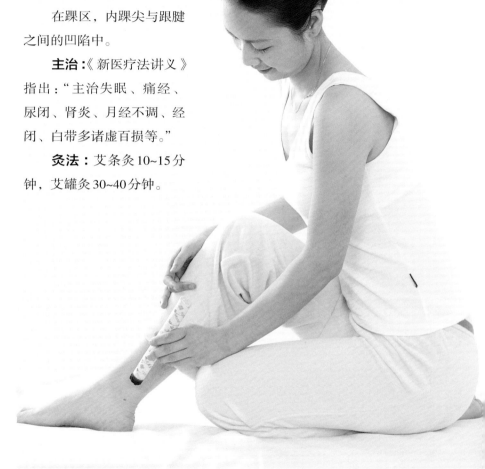

老中医按语：应对妇女更年期综合征贵在平时的保健调理，应保持精神愉快，情绪稳定，积极运动，保证睡眠充足。运用灸法调理，有很好的疗效。施灸时以三阴交、足三里、肾俞为主穴。阳虚者配关元穴，阴虚者配太溪穴。

◆◇ 阴挺（子宫脱垂）

阴挺，是指妇女阴中有物下坠或突出阴道口外的病症。

自我诊断

阴道中有物脱出，或下垂于阴道口，状如鹅卵，其色淡红，自觉腰部酸痛，面色萎黄，精神疲乏，病程长者，能延至十余年不愈。

自我灸疗穴位

气海穴

在下腹部，脐中下 1.5 寸，前正中线上。

主治：月经不调、子宫出血、子宫脱垂、白带多。《千金要方》曰："凡藏气虚惫，一切真气不足，久疾不瘥者，悉皆灸之。"

灸法：艾条灸 5~15 分钟。

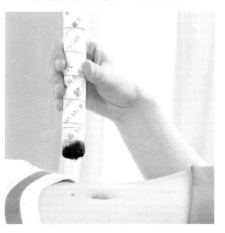

三阴交穴

在小腿内侧，内踝尖上 3 寸，胫骨内侧缘后际。

主治：《新医疗法讲义》指出："主治……子宫出血，白带，子宫脱垂，经闭等。"

灸法：艾条灸 5~10 分钟，艾罐灸 20~30 分钟。

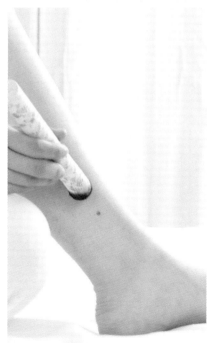

家人灸疗穴位

穴位名称	位置	主治	灸法
百会穴	在头部，两耳尖与头正中线相交处。	脱肛、子宫脱垂。	艾条灸 3~5 分钟。

特效反射区

双足脚后跟内侧，内踝后下方的三角形区域。

主治：子宫肌瘤、子宫内膜异位、宫颈炎、子宫下垂及痛经、月经不调等妇科疾患。

灸法：艾条灸10~15分钟。

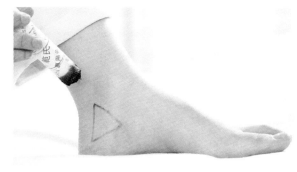

奇穴太阴跷穴

位于足内踝下凹陷中。

主治：《针灸奇穴》云：" 主治……阴暴出。"

灸法：艾条灸5~10分钟，艾罐灸20~30分钟。

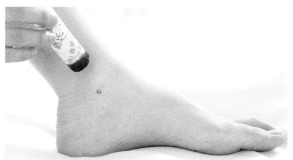

照海穴

在踝区，内踝尖下1寸，内踝下缘边际凹陷中。

主治：月经不调、白带、子宫脱垂等。《针灸甲乙经》道："妇人阴挺出，四肢淫烁，身闷，照海主之。"

灸法：艾条灸3~7分钟。

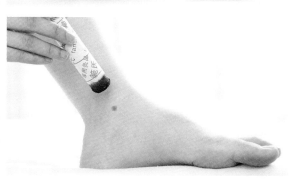

老中医按语：阴挺（子宫脱垂）由多产、难产、产时用力过度、胞络受伤，或产后尚未复之即从事强力劳动，或剧烈咳喘、脾经虚弱、中气不足等原因造成。患者在病发期间不应参加重体力劳动，注意休息，少食辛辣食品，积极配合治疗。

◆◇ 乳少

乳少，是指产后乳汁分泌量少为主症，伴有面色无华、精神疲乏、食欲不振或情志不畅等症状的疾病。

自我灸疗穴位

少泽穴

在手指，小指末节尺侧，距指甲根角侧上方0.1寸（指寸）。

主治：《新医疗法讲义》指出："主治中风昏迷，乳汁少，咽喉肿痛。"

灸法：艾条灸3~5分钟。

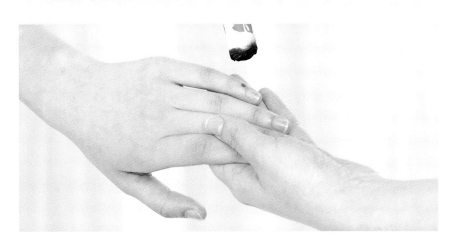

家人灸疗穴位

穴位名称	位置	主治	灸法
膻中穴	在胸部，横平第四肋间隙，前正中线上。	《中国灸法集萃》指出："无乳汁，膻中七壮至十壮，禁针。"	艾条灸3~7分钟，艾罐灸10~15分钟。
奇穴胸膛穴	位于胸部、两乳之间，胸骨体两侧缘与乳头相平处。	《针灸奇穴》云："主治乳汁分泌不足。"	艾条灸3~7分钟。
乳根穴	在胸部，第五肋间隙，前正中线旁开4寸。	《针灸学》称："主治乳痈，乳汁少，胸痛。"	艾条灸5~10分钟。

足三里穴

在小腿前外侧，外膝眼下3寸。

主治：《新医疗法讲义》指出："主治……乳少。"

灸法： 艾条灸5~15分钟，艾罐灸20~30分钟。

特效反射区

双足背面第二、第三、第四趾后方，即第二、第三、第四跖骨所形成的一片区域。

主治： 胸部及乳腺疾患。

灸法： 艾条灸10~15分钟。

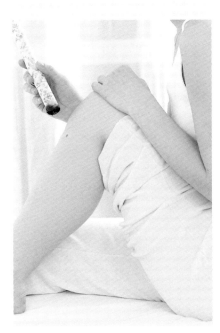

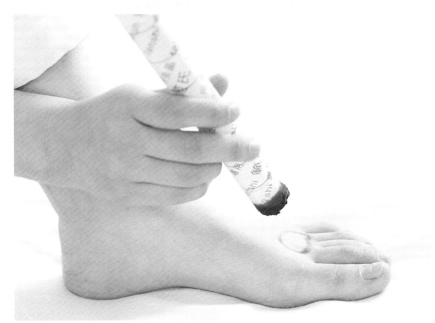

老中医按语：乳少主要是由于平时气血虚弱或失血过多所致，也有因情志失调，气郁闭塞，乳脉不行而发病的。患者在治疗时应同时增进营养，保持心情舒畅。

◆◇ 产后腹痛

产后腹痛，出现在产后3~5天内属于正常情况，若超过此期仍有剧烈疼痛的称为"产后腹痛"。

自我诊断

生产1周后疼痛明显，而且伴随着恶露增加、喜按、面色青白、身体清冷的症状。

自我灸疗穴位

特效反射区

小腿腓骨外侧后方，从外踝后方向上延伸约四横指的条状区域。

主治：妇女痛经、月经不调等生殖系统疾患。

灸法：艾条灸5~15分钟。

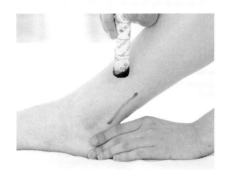

关元穴

在下腹部，脐中下3寸，前正中线上。

主治：产后出血、腹痛等。《类经图翼》云："主治产后恶露不止，或血冷月经断绝，凡是积冷虚乏皆宜灸之。"

灸法：艾条灸5~15分钟，艾罐灸20~30分钟。

气海穴

在下腹部，脐中下1.5寸，前正中线上。

主治：子宫出血、腹痛。《针灸集成》道："产后腹痛，气海百壮。"

灸法：艾条灸5~15分钟，艾罐灸20~30分钟。

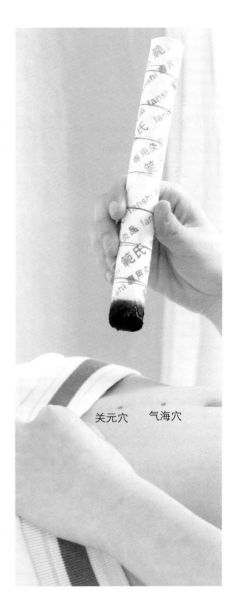

关元穴　　气海穴

神阙穴

在腹部，肚脐中央。

主治：肠风、腹痛、脱肛等。《中华针灸学》说："主治腹中虚冷、肠鸣、腹痛。"

灸法：艾条灸5~15分钟，艾罐灸20~30分钟。

足三里穴

在小腿前外侧，外膝眼下3寸。

主治：腹痛、腹胀等。《四总穴歌》曰："肚腹三里留。"

灸法：艾条灸5~15分钟，艾罐灸20~30分钟。

奇穴交仪穴

位于小腿胫侧，内踝上缘上5寸，胫骨后缘。

主治：《针灸奇穴》称："主治……小腹痛。"

灸法：艾条灸5~15分钟。

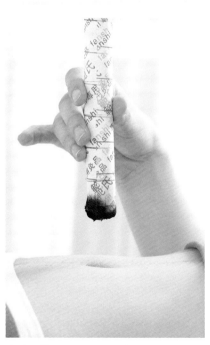
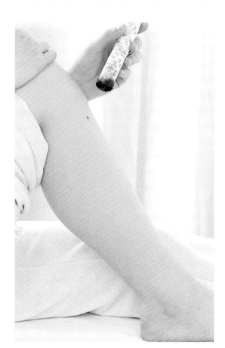
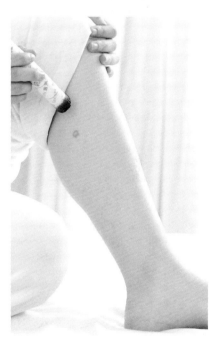

老中医按语：产后腹痛有因产时不慎感受风寒者，又属于恶露凝结瘀滞而痛者，或有因失血过多血虚而痛者，亦有因伤食积滞而痛者。灸关元穴是产后腹痛的特效穴。治疗期间应防止感受寒邪与风邪，注意休息。

◆◇ 乳腺增生

乳腺增生是妇女的常见病和多发病之一，该病多见于25~45岁的女性，其主要表现为乳房肿块和乳房疼痛，并有月经前期加重，行经后减轻的发作规律。中医认为，这是肝气郁积，气滞痰瘀所致。

自我诊断

在乳房部位可触及1个或数个大小不等的肿块，小的如沙砾，大的可超过3~4厘米。表面光滑活动，挤压有轻微疼痛，与皮肤不粘连，表面无红肿热痛。

自我灸疗穴位

足三里穴

在小腿前外侧，外膝眼下3寸。

主治：乳腺结核、乳腺炎。
灸法：艾条灸10~15分钟。

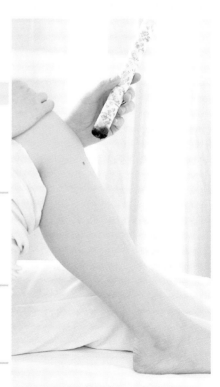

家人灸疗穴位

穴位名称	位置	主治	灸法
乳根穴	在胸部，第五肋间隙，前正中线旁开4寸。	胸痛、胸闷、咳喘、乳汁不足、乳房肿痛、噎膈。	艾条灸10分钟。
中府穴	在胸部，横平第一肋间隙，前正中线旁开6寸。	肺炎、哮喘、胸痛。	艾条灸10分钟。
膻中穴	在胸部，横平第四肋间隙，前正中线上。	胸闷、气短、咳喘、噎膈、乳房疾病。	艾条灸10分钟。

丰隆穴

在小腿外侧，外踝尖上8寸，胫骨前肌的外缘。

主治：乳腺增生、乳房肿块。

灸法：艾条灸10~15分钟。

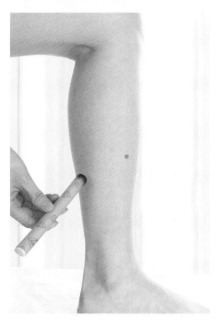

三阴交穴

在小腿内侧，内踝尖上3寸，胫骨内侧缘后际。

主治：乳腺增生、乳房肿块。

灸法：艾条灸10~15分钟。

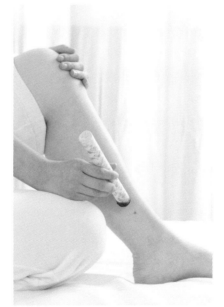

太冲穴

在足背，第一、第二跖骨间，跖骨底接合部前方凹陷中，或触及动脉搏动处。

主治：心烦、失眠、月经不调、乳房疾病。

灸法：艾条灸10~15分钟。

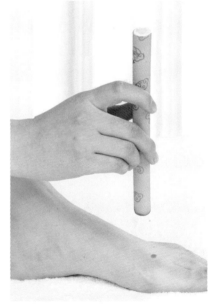

老中医按语：乳腺小叶增生所致的疼痛，常会随月经周期而变化，多在经前加重，经后减轻，因而在月经来临前10天，可加大治疗的强度，灸疗时间可长些，如一日灸2次，等月经来临时，则可相应减少治疗的时间和次数。

◆◇ 子宫肌瘤

子宫肌瘤，是女性生殖器官中一种较为常见的良性肿瘤，它主要由子宫平滑肌细胞增生所致，与体内雌激素功能的紊乱有关，常发于卵巢功能较为旺盛的30~45岁年龄段的育龄妇女。艾灸疗法能清除血瘀，对缩小子宫肌瘤及缓解疼痛症状有很好的疗效。

自我诊断

月经过多、经期延长，或不规则阴道出血，并可伴有贫血、腹部肿块等异常。

自我灸疗穴位

关元穴

在下腹部，脐中下3寸，前正中线上。

主治：小腹疾患、妇人疾患、肠胃疾患、虚证。

灸法：艾条灸20~30分钟。

子宫穴

在下腹部，脐中下4寸，前正中线旁开3寸。

主治：月经不调、痛经、子宫脱垂、子宫内膜炎、盆腔炎、膀胱炎、阑尾炎。

灸法：艾条灸20~30分钟。

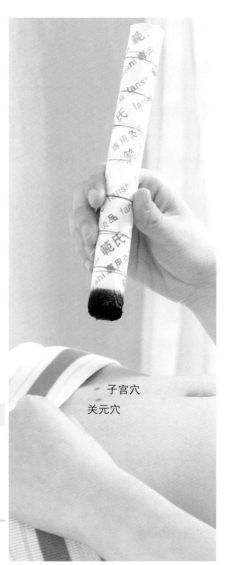

子宫穴
关元穴

家人灸疗穴位

穴位名称	位置	主治	灸法
八髎穴	位于骶骨部，正对四骶脊侧孔共计8穴。（具体位置见P97附录本书穴位图解）	生殖系统方面疾病，如痛经、子宫肌瘤、前列腺炎等。	艾条灸30分钟。

归来穴

在下腹部，脐中下4寸，前正中线旁开2寸。

主治：月经不调、经闭、白带、子宫肌瘤。

灸法：艾条灸20~30分钟。

隐白穴

在足趾，大趾末节内侧，趾甲根角侧后方0.1寸（指寸）。

主治：月经过多、子宫肌瘤、子宫出血等。《神农本草经》云："妇人月事过时不止，刺之立愈。"

灸法：艾条灸10~15分钟。

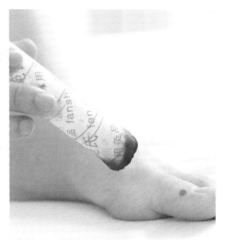

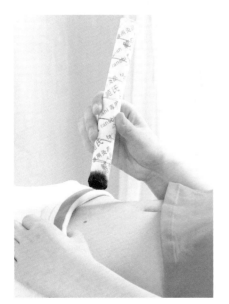

三阴交穴

在小腿内侧，内踝尖上3寸，胫骨内侧缘后际。

主治：经闭、子宫肌瘤、子宫脱垂。

灸法：艾条灸10~15分钟。

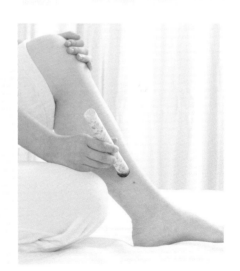

老中医按语：大多数子宫肌瘤病症，病情发展都较为缓慢，此时可采用中药内服与艾灸相结合的治疗方法，但它起效需要一段时间，因此须持之以恒，坚持治疗；若是肌瘤生长迅速，症状明显时，如大量出血，腹痛加重，则可考虑手术切除。

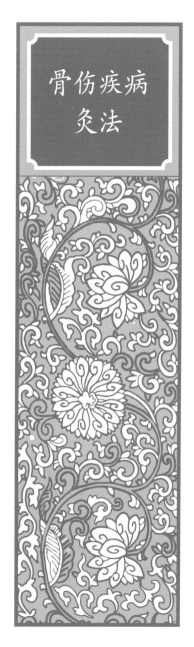

骨伤疾病
灸法

◆◇ 落枕

落枕，又称为失枕。本病由于睡眠时姿势不正或当风漏肩，醒后感到颈项强痛，活动受限，故称为落枕。无论男女老幼皆可发生，是临床常见病症。

自我诊断

无外伤病史，睡醒后突然感到颈项僵硬，颈部一侧肌肉紧张、僵硬、疼痛，转头、仰头和点头活动受限，颈项歪斜。

自我灸疗穴位

悬钟穴

在小腿外侧，外踝尖上3寸，腓骨前缘。

主治：落枕。《千金要方》云："主筋骨挛痛，颈项强……凡二十病，皆灸绝骨五十壮。"

灸法：艾条灸3~7分钟，艾罐灸5~10分钟。

家人灸疗穴位

穴位名称	位置	主治	灸法
阿是穴	在病变局部找压痛点。	《本草纲目》道："头项不得回顾，生桃仁蒸熟入袋，着项上熨之。"	艾条灸5~10分钟。
风池穴	在颈后区，后头骨下两条大筋外缘陷窝中，与耳垂齐平处。	后头痛、眩晕、肩背痛、落枕等。《圣济总录》称："颈项强不得回顾，灸以年为壮。"	艾条灸3~7分钟。
奇穴新设穴	位于项部，第四颈椎横突尖端，斜方肌外缘。	《针灸奇穴》说："主治项肌痉挛及扭伤，项部及肩胛部疼痛、落枕、上肢麻痹。"	艾条灸3~7分钟。

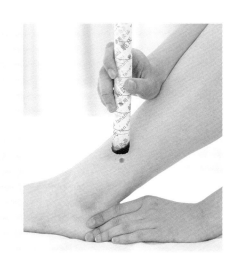

后溪穴

在手内侧，第五掌指关节尺侧近端赤白肉际凹陷中。

主治： 落枕、腰背痛等。《通玄指要赋》曰："头痛、项强……肘臂及手指挛急、疼痛，灸三五壮。"

灸法： 艾条灸5~10分钟。

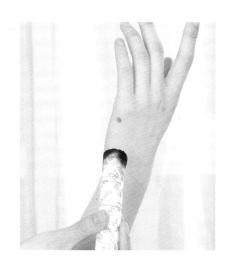

特效反射区

手背中指指根下（桡侧）。

主治： 落枕、颈部酸痛。

灸法： 艾条灸5~10分钟。

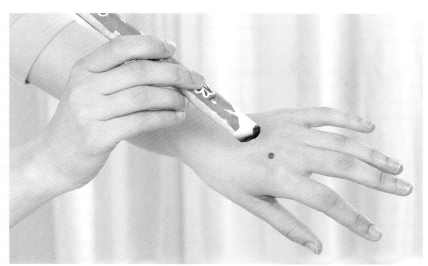

老中医按语：凡落枕患者，禁止为了缓解疼痛和不适而进行有意识的运动，应保持原有姿势，做到放松，避免风寒。轻者3~4天即可痊愈，重者需10天左右。

◆◇ 颈椎综合征

颈椎综合征，是指颈椎及其周围软组织，如椎间盘、后纵韧带、黄韧带等，发生病理改变导致颈神经根、颈部脊髓、椎动脉及交感神经受到压迫或刺激而引起的综合征群。

自我诊断

头颈、肩臂麻木疼痛、怕寒怕冷，重者肢体酸软乏力，甚则大小便失禁、瘫痪等。

自我灸疗穴位

奇穴肩背穴

位于侧颈部锁骨上窝中央上约2寸，斜方肌上缘中部。

主治：《奇针奇穴》指出："主治肩背神经痛，肩胛风湿症，项背部肌肉疼痛及痉挛。"

灸法：艾条灸5~10分钟。

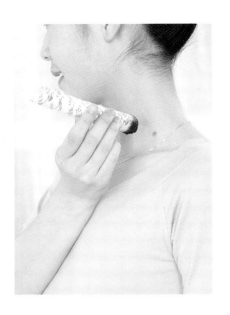

家人灸疗穴位

穴位名称	位置	主治	灸法
阿是穴（见P94释义）	在病变局部找压痛点。	《圣济总录》云："颈项强不得回顾，灸以年为壮。"	艾条灸20~30分钟。
大椎穴	在脊柱区，第七颈椎棘突下凹陷中，后正中线上。	头痛、眩晕、肩背痛、落枕等。	艾条灸5~15分钟，艾罐灸20~30分钟。
风池穴	在颈后区，后头骨下两条大筋外缘陷窝中，与耳垂齐平处。	肩胛痛、项强。《圣济总录》云："颈项强不可俯仰……可灸七壮。"	艾条灸3~7分钟。
大杼穴	在脊柱区，第一胸椎棘突下，后正中线旁开1.5寸。	头痛、颈痛、肩背酸痛。	艾条灸5~10分钟，艾罐灸20~30分钟。

特效反射区

拇指根部内侧，横纹尽头处。

主治：颈项僵硬、颈项酸痛，各种颈椎病变。

灸法：艾条灸3~10分钟。

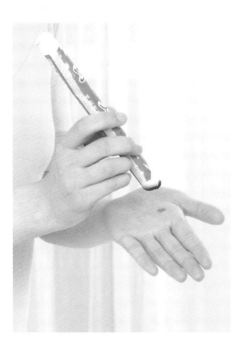

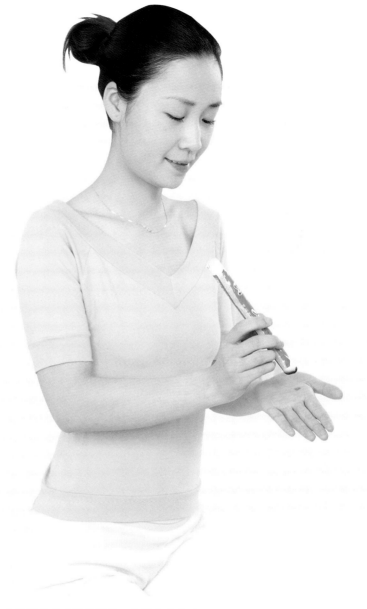

老中医按语：避免长时间紧张劳累，注意防风寒，多进行局部功能性锻炼，积极配合治疗。

◆◇ 坐骨神经痛

坐骨神经是人体中最大的神经干支，从第四、第五腰椎，第一骶椎的脊神经节出发，经臀部、下肢的后外侧，直至足部。坐骨神经痛多由于椎管内病变及椎间盘、脊柱病变，或盆腔及骨盆疾患引起。

自我诊断

沿臀部、大小腿后外侧、足背外侧，有持续性、放射性疼痛，并伴有下肢行动困难，疼痛可表现为钝痛、刺痛、胀痛、烧灼样痛等形式。

自我灸疗穴位

委中穴

在膝后区，腘横纹中点。

主治：《医宗金鉴》道："委中穴，主治腰夹脊沉坠疼痛……风痹疼痛……"

灸法：艾条灸10~15分钟。

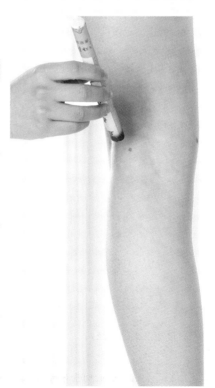

家人灸疗穴位

穴位名称	位置	主治	灸法
肾俞穴	在脊柱区，第二腰椎棘突下，后正中线旁开1.5寸。	腰膝酸痛。	艾条灸15分钟。
大肠俞穴	在脊柱区，第四腰椎棘突下，后正中线旁开1.5寸。	腰脊强痛。	艾条灸15分钟。
环跳穴	在臀区，股骨大转子最凸点与骶管裂孔连线上的外1/3与2/3交点处。	《针灸甲乙经》："腰胁相引痛急，髀筋瘛，胫痛不可屈伸，痹不仁，环跳主之。"	艾条灸15分钟。
承扶穴	在股后区，臀沟的中点。	腰、骶、臀、股部疼痛，下肢瘫痪，坐骨神经痛。	艾条灸15分钟。

承山穴

在小腿后区，腓肠肌两肌腹与肌腱交角处。

主治：腰背疼、腿痛、坐骨神经痛、下肢瘫痪。

灸法：艾条灸10~15分钟。

阳陵泉穴

在小腿外侧，腓骨头前下方凹陷中。

主治：《医宗金鉴》道："阳陵泉穴主治半身不遂，腰背重痛，起坐艰难……"

灸法：艾条灸10~15分钟。

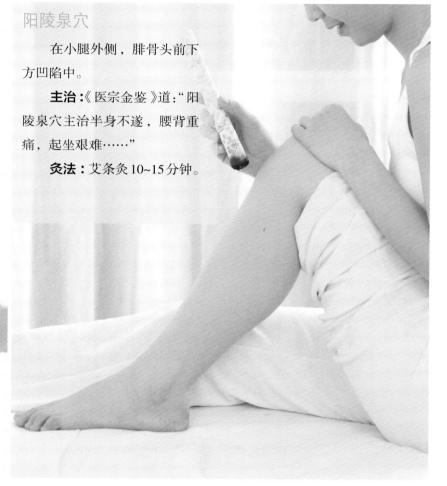

老中医按语：坐骨神经痛，中医认为是由"风寒湿邪气客于分肉之间"所为，寒湿入里、气血痹阻，所以在患病期间，切不可过食生冷之品，或外感风寒湿气，注意下肢的防寒保暖；可以将粗盐炒热装入布袋中，沿着坐骨神经的分布区域进行热敷熨烫，以祛风散寒、活血止痛。

◆◇ 风湿性关节炎

风湿性关节炎属于全身性结缔组织病，主要表现为关节和肌肉游走性酸楚、疼痛。在关节局部出现红、肿、热、痛或功能障碍，发病以儿童及青年居多数。

自我诊断

关节病变局部呈现红肿、灼热、剧痛，肌肤麻木不仁，肢体沉重，关节活动不利，遇寒则症状更加严重。

自我灸疗穴位

曲池穴

在肘区，屈肘成直角，肘弯横纹尽头处。

主治：四肢肿痛。《医学纲目》："如膝盖肿起：曲池……"

灸法：艾条灸20~30分钟。

家人灸疗穴位

穴位名称	位置	主治	灸法
肩髃穴	在三角肌区，肩峰角与肱骨大结节两骨间凹陷处。	颈项强急肿痛、臂痛。	艾条灸20~30分钟。
环跳穴	在臀区，股骨大转子最凸点与骶管裂孔连线上的外1/3与2/3交点处。	《针灸甲乙经》："腰胁相引痛急，髀筋瘈，胫痛不可屈伸，痹不仁，环跳主之。"	艾条灸20~30分钟。

膝眼穴

包括内膝眼和外膝眼，在膝前区，髌韧带内外侧凹陷中，左右共计4穴。

主治：各种原因引起的下肢无力、膝关节病。

灸法：艾条灸20~30分钟。

足三里穴

在小腿前外侧，外膝眼下3寸。

主治：中风、下肢不遂。

灸法：艾条灸20~30分钟。

风市穴

在股部，直立垂手，掌心贴于大腿时，中指尖所指凹陷中。

主治：中风半身不遂、下肢痿痹。《医宗金鉴》道："风市穴，主治腿中风湿……灸五壮。"

灸法：艾条灸20~30分钟。

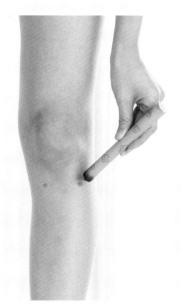
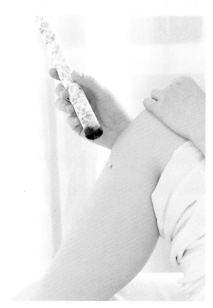
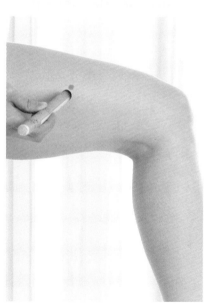

老中医按语：风湿性关节炎，多由急性感染而引发，故治疗该病时，应注意抗感染、治其病源；平时则要锻炼身体，增强体质，减少咽喉炎等疾病的发生机会；日常生活中不可涉水淋雨感受风寒；不宜久居阳光不足之地，导致湿邪侵袭。

◆◇ 肩周炎

肩周炎，又称肩关节周围炎，中医称为漏肩风或肩凝症，也称为五十肩，是临床常见病症，尤以50岁左右的中老年人为多。

自我诊断

有过外伤史，肩关节酸痛，活动则痛剧，怕凉怕风，严重者肩部关节活动受限。

自我灸疗穴位

特效反射区

手背第二掌骨尽端。

主治：肩关节疼痛。

灸法：艾条灸3~10分钟。

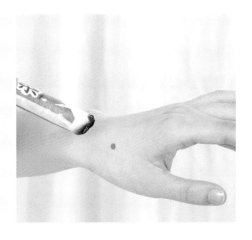

家人灸疗穴位

穴位名称	位置	主治	灸法
阿是穴	肩部的痛点，1~2个或多个。	止痛。	艾条灸5~10分钟，艾罐灸20~30分钟。
肩髃穴	在肩峰前下方，当肩峰与肱骨大结节之间凹陷处。	《玉龙歌》曰："肩端红肿痛难当，寒湿相争气血狂，若向肩髃明补泻，管君多灸自安康。"	艾条灸5~10分钟，艾罐灸20~30分钟。
秉风穴	在肩胛区，肩胛冈中点上方冈上窝中。	肩胛疼痛。《圣济总录》云："治肩痛不能举，可灸五壮。"	艾条灸5~10分钟，艾罐灸10~20分钟。
奇穴肩头穴	位于肩部，肩锁关节之凹陷中。	《针灸奇穴》称："主治肩关节运动障碍，上臂麻痹或疼痛、三角肌麻痹。"	艾条灸5~10分钟，艾罐灸10~20分钟。

尺泽穴

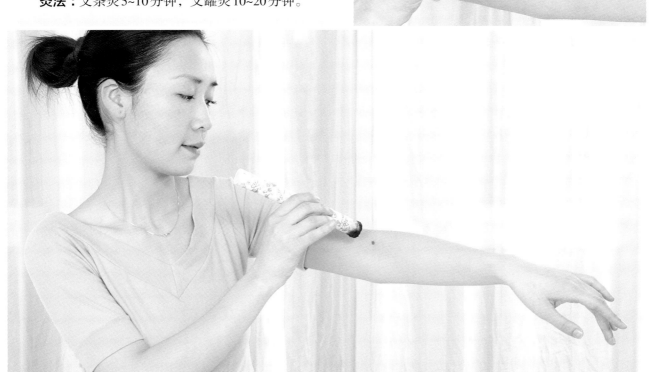

在肘区，肘横纹上，肱二头肌腱桡侧缘凹陷中。

主治：肘臂屈伸不利。《灸法秘传》说："手臂作痛，不能提举，灸尺泽。"

灸法：艾条灸5~10分钟，艾罐灸10~20分钟。

老中医按语：肩周炎多由露肩贪凉，风寒湿邪乘虚侵入，瘀滞关节所致；或因肩外伤，慢性劳损，使肩部气血瘀滞，复受风寒湿邪而起。灸法治疗本病以祛风、散寒、利湿、活血通络、止痛为主，如配合康复活动效果更佳。

◆◇ 慢性腰肌劳损

慢性腰肌劳损，主要是指腰骶部肌肉、筋膜等软组织的慢性损伤。在慢性腰痛中，本病占有相当大的比重。

自我诊断

腰骶部一侧或两侧酸痛不适，反复发作，时轻时重，迁延难愈。酸痛在劳累后加重，休息后减轻，遇寒冷潮湿天气，酸痛加重，不能久坐久立，喜热喜按。

自我灸疗穴位

特效反射区

手背钩骨和头状骨形成的区域。

主治：坐骨神经、腰、腿疾病。

灸法：艾条灸 10~20 分钟。

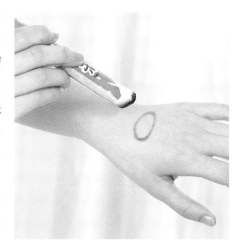

家人灸疗穴位

穴位名称	位置	主治	灸法
命门穴	在脊柱区，第二腰椎棘突下四陷中，后正中线上。	腰痛。《神农本草经》曰："治腰痛可灸七壮。"	艾条灸5~15分钟，艾罐灸20~30分钟。
腰阳关穴	在脊柱区，第四腰椎棘突下四陷中，后正中线上。	《针灸学》说："主治腰骶痛，下肢麻痹瘫痪等。"	艾条灸10~15分钟，艾罐灸20~30分钟。
志室穴	在腰区，第二腰椎棘突下，后正中线旁开3寸处。	遗精、阳痿、水肿、腰痛。《针灸甲乙经》云："腰痛脊急……志室主之。"	艾条灸5~10分钟，艾罐灸20~30分钟。
肾俞穴	在脊柱区，第二腰椎棘突下，后正中线旁开1.5寸。	肾炎、腰背痛、水肿。《通玄指要赋》称："肾俞包腰痛而泻尽。"	艾条灸5~15分钟，艾罐灸20~30分钟。

奇穴泉生足穴

位于足跟正中线小腿三头肌腱上，跟骨上缘上横交中点处。

主治：《针灸奇穴》道："主治腰痛，难产，呕吐，脑疾患等。"

灸法：艾条灸3~7分钟。

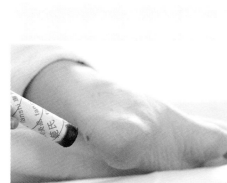

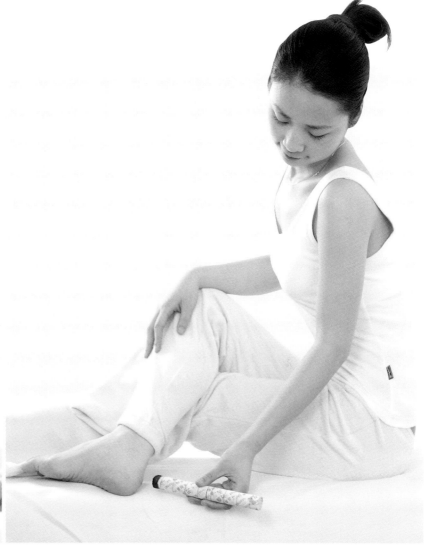

老中医按语：慢性腰肌劳损的发病原因不一，有平衡说、积劳说、创伤说、寒冷湿潮说等。这些因素，对腰肌劳损都起到一定的作用。本病灸疗配合按摩效果奇佳。平时应注意在劳动中尽可能变换姿势，纠正习惯性不良姿势。宜睡硬板床，加强腰部肌肉锻炼。预防汗出当风，以免感受风寒湿邪气。

◆◇ 网球肘

网球肘，又称肱骨外上髁炎。本病多见于网球、乒乓球运动员和钳工、木工、泥瓦工、家庭主妇、炊事员等特定人员。

自我诊断

肘关节外侧疼痛，无肿胀或微肿胀。自感手臂无力，前臂与腕提举及旋转活动不利。如做拧毛巾、端水瓶等动作时，肘部疼痛加剧，静止休息时多无症状。

自我灸疗穴位

曲池穴

在肘区，屈肘成直角，肘弯横纹尽头处。

主治： 手臂肿痛。

灸法： 艾条灸3~7分钟。

阿是穴

阿是穴是指临床上医生按压时病人有酸、麻、胀、痛、重等感觉或皮肤变化而予以临时认定的穴位。此处可选取肘部病变的痛点，灸之可舒筋活血、止痛消肿。

灸法： 艾条灸5~10分钟。

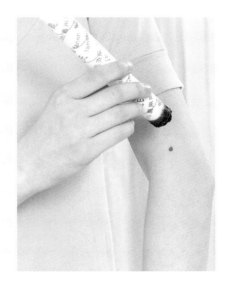

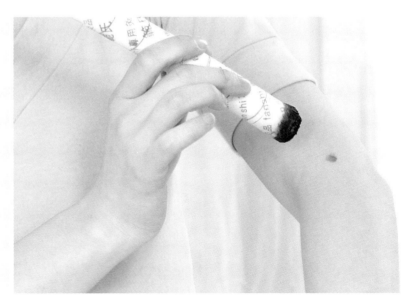

肘髎穴

在肘区，曲池穴（见P94）上1寸处。

主治：《针灸学》说："主治肘臂痛，肘关节痛。"

灸法：艾条灸3~7分钟。

奇穴肘俞穴

位于肘关节背面，鹰嘴突起与肱骨外上髁骨间之凹陷处。

主治：《针灸奇穴》称："主治肘关节痛。"

灸法：艾条灸3~7分钟。

特效反射区

双足外侧第五跖骨粗隆凸起的前后两侧。

主治：肘关节软组织损伤、肘关节酸痛、肘关节炎等肘部及上肢疾患。

灸法：艾条灸3~10分钟。

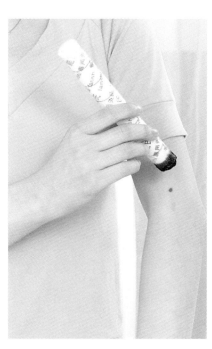
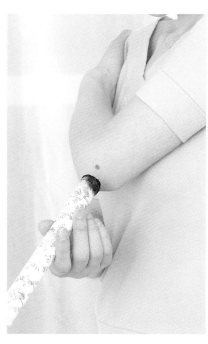
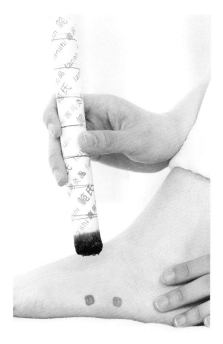

老中医按语：网球肘的发生主要是由于日积月累的劳损。从发病年龄上看，多见于中年以上，其中多由于体质渐衰，气血虚弱，血不荣筋，肌肉失去温煦，筋骨缺乏濡养而发病。在治疗期间，应适当使患肢休息，腕部更不宜做背伸活动，注意局部保暖。

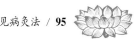

本书穴位图解

腰背穴位

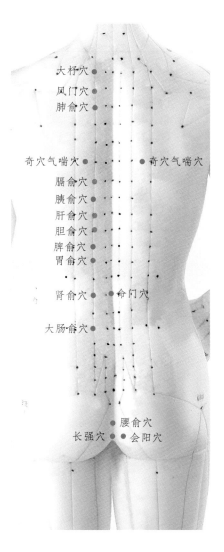

穴位	位置
大杼穴	在脊柱区，第一胸椎棘突下，后正中线旁开1.5寸。
风门穴	在脊柱区，第二胸椎棘突下，后正中线旁开1.5寸。
肺俞穴	在脊柱区，第三胸椎棘突下，后正中线旁开1.5寸。
奇穴气喘穴	位于背部正中线，旁开2寸，与第七胸椎棘突平高处。
膈俞穴	在脊柱区，第七胸椎棘突下，后正中线旁开1.5寸。
胰俞穴	在脊柱区，第八胸椎棘突下，后正中线旁开1.5寸。
肝俞穴	在脊柱区，第九胸椎棘突下，后正中线旁开1.5寸。
胆俞穴	在脊柱区，第十胸椎棘突下，后正中线旁开1.5寸。
脾俞穴	在脊柱区，第十一胸椎棘突下，后正中线旁开1.5寸。
胃俞穴	在脊柱区，第十二胸椎棘突下，后正中线旁开1.5寸。
肾俞穴	在脊柱区，第二腰椎棘突下，后正中线旁开1.5寸。
大肠俞穴	在脊柱区，第四腰椎棘突下，后正中线旁开1.5寸。
命门穴	在脊柱区，第二腰椎棘突下凹陷中，后正中线上。
腰俞穴	在骶区，正对骶管裂孔，后正中线上。
长强穴	在会阴区，尾骨下方，尾骨端与肛门连线的中点处。
会阳穴	在骶区，尾骨端旁开0.5寸。

穴位	位置
大椎穴	在脊柱区，第七颈椎棘突下凹陷中，后正中线上。
秉风穴	在肩胛区，肩胛冈中点上方冈上窝中。
膏肓穴	在脊柱区，第四胸椎棘突下，后正中线旁开3寸。
奇穴大便难穴	位于背部，第七胸椎棘突旁开1寸处。
志室穴	在腰区，第二腰椎棘突下，后正中线旁开3寸处。
奇穴竹杖穴	位于腰部正中线，在第三腰椎棘突上方，命门穴下方。
腰阳关穴	在脊柱区，第四腰椎棘突下凹陷中，后正中线上。
奇穴十七椎下穴	位于腰下正中线，第五腰椎棘突下方。
八髎穴	位于骶骨部，正对四骶脊侧孔共计8穴。
上髎	在骶部，骶中嵴的外侧，适对第一骶后孔处。
次髎	在骶部，骶中嵴的外侧，适对第二骶后孔处。
中髎	在骶部，骶中嵴的外侧，适对第三骶后孔处。
下髎	在骶部，骶中嵴的外侧，适对第四骶后孔处。
奇穴回气穴	位于骶骨尖端，在脊骨上，赤白肉下是穴。
奇穴贫血灵穴	位于骶骨部第五骶柱上。

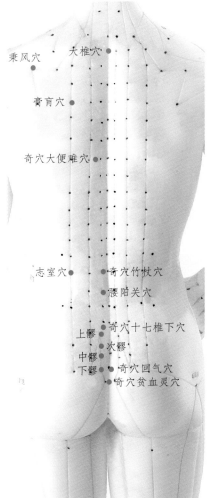

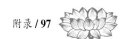

胸腹穴位

穴位	位置
中府穴	在胸部，横平第一肋间隙，前正中线旁开6寸。
奇穴赤穴	位于胸部，在胸骨柄正中点，旁开1寸处。
奇穴胸膛穴	位于胸部、两乳之间，胸骨体两侧缘与乳头相平处。
膻中穴	在胸部，横平第四肋间隙，前正中线上。
乳根穴	在胸部，第五肋间隙，前正中线旁开4寸。
期门穴	在胸部，乳头直下方，第六肋间隙，前正中线旁开4寸。
神阙穴	在腹部，肚脐中央。
天枢穴	在腹部，横平脐中，前正中线旁开2寸。
带脉穴	在侧腹部，腋中线与肚脐水平线相交处。
奇穴气门穴	位于腹下部正中线，脐下3寸，旁开3寸。
子宫穴	在下腹部，脐中下4寸，前正中线旁开3寸。

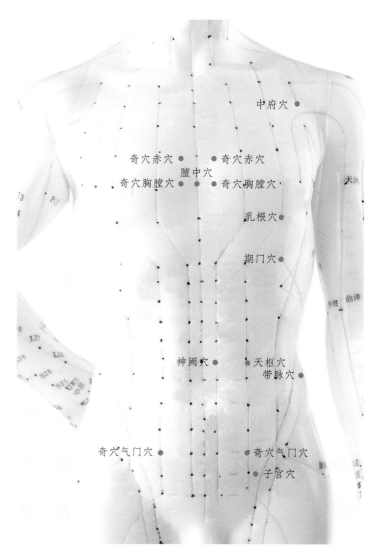

中府穴
奇穴赤穴 ● ● 奇穴赤穴
膻中穴
奇穴胸膛穴 ● ● 奇穴胸膛穴
乳根穴
期门穴
神阙穴 ● ● 天枢穴
带脉穴
奇穴气门穴 ● ● 奇穴气门穴
● 子宫穴

穴位	位置
中脘穴	在上腹部，脐中上4寸，前正中线上。
阴交穴	在下腹部，脐中下1寸，前正中线上。
气海穴	在下腹部，脐中下1.5寸，前正中线上。
奇穴经中穴	位于腹下部正中线，脐下1.5寸，旁开3寸。
关元穴	在下腹部，脐中下3寸，前正中线上。
奇穴遗精穴	位于男性腹下部，脐下3寸，正中线旁开1寸处。
归来穴	在下腹部，脐中下4寸，前正中线旁开2寸。
中极穴	在下腹部，脐中下4寸，前正中线上。

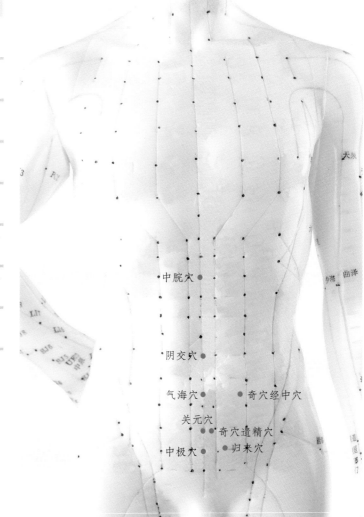

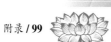

肩臂手穴位

穴位	位置
奇穴肩头穴	位于肩部，肩锁关节之凹陷中。
尺泽穴	在肘区，肘横纹上，肱二头肌腱桡侧缘凹陷中。
曲池穴	在肘区，屈肘成直角，肘弯横纹尽头处。
孔最穴	在前臂前区，腕掌侧远端横纹上7寸。
内关穴	在前臂掌侧，腕横纹上2寸，掌长肌腱与桡侧腕屈肌腱之间。
列缺穴	在前臂，腕掌侧远端横纹上1.5寸。
神门穴	在腕前区，腕掌侧横纹尺侧端，尺侧腕屈肌腱的桡侧凹陷中。
鱼际穴	在手外侧，第一掌骨桡侧中点赤白肉际处。
奇穴手心穴	位于掌正中央，以手掌与中指交界横纹中和腕横纹之中点互相连线之中点是穴。
少商穴	在拇指末节桡侧，指甲根角侧上方0.1寸（指寸）。
奇穴手足小指（趾）穴	位于手足小指（趾）尖端。

穴位	位置
肩髃穴	在肩峰前下方，当肩峰与肱骨大结节之间凹陷处。
肩髎穴	在三角肌区，肩峰角与肱骨大结节两骨间凹陷处。
奇穴肘俞穴	位于肘关节背面，鹰嘴突起与肱骨外上髁骨间之凹陷处。
肘髎穴	在肘区，曲池穴上1寸处。
支沟穴	在前臂后区，腕背侧远端横纹上3寸，前臂两骨头之间的凹陷处。
阳溪穴	在腕区，腕背横纹桡侧，拇指向上翘起时，拇短伸肌腱与拇长伸肌腱之间凹陷中。
合谷穴	在手背，第二掌骨桡侧的中点处。
奇穴虎口穴	位于手背部拇指与食指蹼之间中点处。
后溪穴	在手内侧，第五掌指关节尺侧近端赤白肉际凹陷中。
三间穴	在手指，第二掌指关节桡侧近端凹陷中。
少泽穴	在手指，小指末节尺侧，距指甲根角侧上方0.1寸（指寸）。

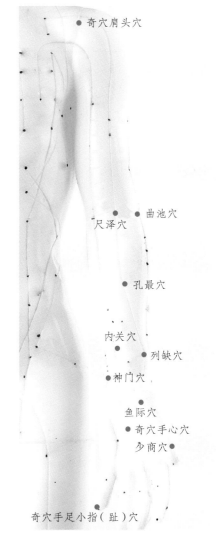

奇穴肩头穴

曲池穴

尺泽穴

孔最穴

内关穴

列缺穴

神门穴

鱼际穴

奇穴手心穴

少商穴

奇穴手足小指（趾）穴

头颈穴位

穴位	位置
百会穴	在头部，两耳尖与头正中线相交处。
头临泣穴	在头部，前发际上0.5寸，瞳孔直上。
人迎穴	在颈部，颈总动脉的后方，胸锁乳突肌前缘，喉结旁开1.5寸。
天突穴	在颈前区，胸骨上窝中央，前正中线上。
风池穴	在颈后区，后头骨下两条大筋外缘陷窝中，与耳垂齐平处。
奇穴新设穴	位于项部，第四颈椎横突尖端，斜方肌外缘。
奇穴肩背穴	位于侧颈部锁骨上窝中央上约2寸，斜方肌上缘中部。
奇穴椎顶穴	在后正中线上，第六颈椎棘突下缘。

肩髃穴
肩髎穴

奇穴肘俞穴　肘髎穴

支沟穴
阳溪穴
合谷穴
奇穴虎口穴
后溪穴
三间穴
少泽穴

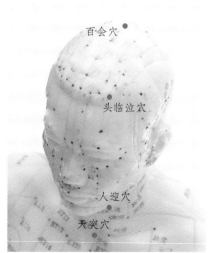

百会穴
头临泣穴
人迎穴
天突穴

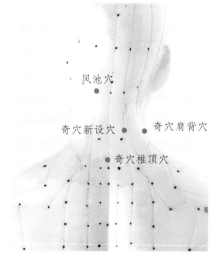

风池穴
奇穴新设穴　奇穴肩背穴
奇穴椎顶穴

腿足穴位

穴位	部位
奇穴食伤名灸穴	位于足拇指侧缘，第二跖趾关节处。
涌泉穴	在足底，屈足卷趾时足心最凹陷处。
血海穴	在股前区，髌底内侧端上2寸，股内侧肌隆起处。
外膝眼穴（犊鼻穴）	在膝前区，髌韧带外侧凹陷中。
阳陵泉穴	在小腿外侧，腓骨头前下方凹陷中。
足三里穴	在小腿前外侧，外膝眼下3寸。
丰隆穴	在小腿外侧，外踝尖上8寸，胫骨前肌的外缘。
奇穴交仪穴	位于小腿胫侧，内踝上缘上5寸，胫骨后缘。
三阴交穴	在小腿内侧，内踝尖上3寸，胫骨内侧缘后际。
交信穴	在小腿内侧，内踝尖上2寸，胫骨内侧缘后际凹陷中。
奇穴太阴跷穴	位于足内踝下凹陷中。
然谷穴	在足内侧，足舟骨粗隆下方，赤白肉际处。
奇穴漏阴穴	位于足内踝下缘5分。
隐白穴	在足趾，大趾末节内侧，趾甲根角侧后方0.1寸（指寸）。
奇穴阴阳穴	位于足大趾胫侧缘，与趾甲根相平，距趾甲5分处。
太冲穴	在足背，第一、第二跖骨间，跖骨底接合部前方凹陷中，或触及动脉搏动处。
内庭穴	在足背，第二、第三趾间，趾蹼缘后方赤白肉际处。
奇穴拇指横里三毛穴	位于足拇指背侧，趾甲部正中点。

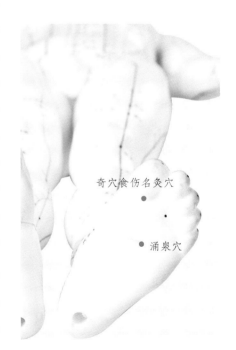

奇穴食伤名灸穴

涌泉穴

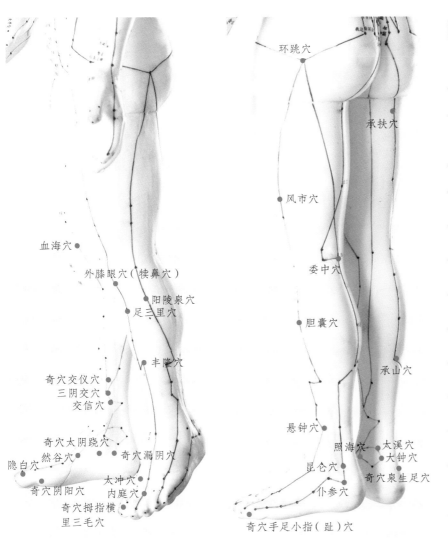

环跳穴

承扶穴

风市穴

委中穴

胆囊穴

承山穴

悬钟穴

照海穴 太溪穴
昆仑穴 大钟穴
奇穴泉生足穴
仆参穴

奇穴手足小指（趾）穴

血海穴

外膝眼穴（犊鼻穴）
阳陵泉穴
足三里穴

丰隆穴

奇穴交仪穴
三阴交穴
交信穴

奇穴太阴跷穴
然谷穴
隐白穴 奇穴漏阴穴
太冲穴
奇穴阴阳穴 内庭穴
奇穴拇指横
里三毛穴

穴位	部位
环跳穴	在臀区，股骨大转子最凸点与骶管裂孔连线上的外1/3与2/3交点处。
承扶穴	在股后区，臀沟的中点。
风市穴	在股部，直立垂手，掌心贴于大腿时，中指尖所指凹陷中。
委中穴	在膝后区，腘横纹中点。
胆囊穴	在小腿外侧，腓骨小头直下2寸。
承山穴	在小腿后区，腓肠肌两肌腹与肌腱交角处。
悬钟穴	在小腿外侧，外踝尖上3寸，腓骨前缘。
太溪穴	在踝区，内踝尖与跟腱之间的凹陷中。
照海穴	在踝区，内踝尖下1寸，内踝下缘边际凹陷中。
大钟穴	在跟区，内踝后下方，跟腱附着部内侧前方凹陷处。
昆仑穴	在踝区，外踝尖与跟腱之间的凹陷中。
仆参穴	在跟区，外踝尖与跟腱之间的凹陷处，直下1寸。
奇穴泉生足穴	位于足跟正中线小腿三头肌腱上，跟骨上缘上横交中点处。

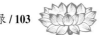

图书在版编目（CIP）数据

极简艾灸一本通 / 范长伟编著 . — 北京 ： 北京出
版社，2022.10

ISBN 978-7-200-17611-7

Ⅰ . ①极… Ⅱ . ①范… Ⅲ . ①艾灸—基本知识 Ⅳ .
① R245.81

中国版本图书馆 CIP 数据核字（2022）第 235785 号

极简艾灸一本通
JIJIAN AIJIU YI BEN TONG

范长伟 编著

北 京 出 版 集 团
北 京 出 版 社 出版
（北京北三环中路 6 号）
邮政编码：100120

网 址：w w w . b p h . c o m . c n
北 京 出 版 集 团 总 发 行
新 华 书 店 经 销
中 煤（北 京）印 务 有 限 公 司 印刷

*

190 毫米×210 毫米 4.75 印张 105 千字
2022 年 10 月第 1 版 2024 年 3 月第 2 次印刷
ISBN 978-7-200-17611-7

定价：38.00 元